# Erfolgreiche Milchfieberprophylaxe

DLG-KOMPAKT

# Erfolgreiche
# Milchfieberprophylaxe

Eine Information des DLG-Arbeitskreises
Futter und Fütterung

Herausgeber DLG e.V., Frankfurt am Main

VERLAG

Bibliografische Information der Deutschen Nationalbibliothek

Die Deutsche Nationalbibliothek verzeichnet diese Publikation in der Deutschen Nationalbibliografie; detaillierte bibliografische Daten sind im Internet über http://dnb.d-nb.de abrufbar.

**Erarbeitet von der DLG-Arbeitsgruppe Erfolgreiche Milchfieberprophylaxe:**

Baum, Michael, Dr., Münster
Engelhard, Thomas, Iden
Flachowsky, Gerhard, Prof. Dr., Braunschweig
Jilg, Thomas, Dr., Aulendorf (federführend)
Leonhard-Marek, Sabine, PD Dr., Hannover
Mahlkow-Nerge, Kathrin, Dr., Blekendorf
Prang, Norbert, Dr., Dinklage
Pries, Martin, Dr., Münster
Spolders, Markus, Dr., Braunschweig
Staudacher, Walter, Dr., Frankfurt a. M. (geschäftsführend)
Staufenbiel, Rudolf, Prof. Dr., Berlin

DLG-Verlag GmbH
Eschborner Landstraße 122
60489 Frankfurt am Main
Telefon (069) 2 47 88-0
Telefax (069) 2 47 88-484
Internet: www.dlg-verlag.de

Gedruckt auf chlorfrei gebleichtem Papier.
ISBN 978-3-7690-3162-1

Redaktion: Dr. Walter Staudacher, DLG e.V., Frankfurt am Main
Herstellung: Nina Eichberg, Frankfurt am Main
Satz: Petra Sarow, München
Printed in Germany

# 1 Einleitung

Trotz erheblicher Fortschritte in der Haltung, Hygiene und bedarfsgerechten Fütterung von Milchkühen, tritt in den meisten Herden Milchfieber auf und verursacht erhebliche wirtschaftliche Einbußen.

Milchfieber, wissenschaftlich Hypocalcämie oder Gebärparese genannt, ist eine Stoffwechselerkrankung, bei der es durch einen starken Abfall des Calciumgehaltes im Blut zum „Festliegen" der erkrankten Tiere kommt. Solche Kühe stellen die Futteraufnahme und Milchleistung ein und es besteht akute Lebensgefahr. Die dann erforderliche tierärztliche Behandlung verursacht jährliche Kosten, je nach Behandlungshäufigkeit und Größe der Herde von 20 bis 150 EUR/Kuh. Hinzu kommen Ausfälle durch länger andauernde Leistungsdepressionen und eine verstärkte Anfälligkeit für andere Erkrankungen (z. B. Gebärmutterentzündungen) sowie Fruchtbarkeitsstörungen.

Schätzungen gehen davon aus, dass bei ca. 5 – 10 % der abkalbenden älteren Milchkühe, Milchfieber erkennbar auftritt und etwa 30 % aller abgekalbten Milchkühe unterschwellig (subklinisch) derartige Stoffwechselstörungen aufweisen. Milchfieber tritt am häufigsten in den ersten Tagen nach der Geburt des Kalbes auf, also in einem ohnehin kritischen Zeitraum, der aufgrund des wachsenden Energie- und Nährstoffbedarfs mit Beginn der Laktation hohe Ansprüche an die Fütterung und Tierbetreuung stellt.

In Anbetracht der erheblichen Bedeutung für die Tiergesundheit und Wirtschaftlichkeit in der Milchviehhaltung sollten in jedem Betrieb mögliche Maßnahmen zur Prophylaxe aufgegriffen und in die Fütterungspraxis integriert werden.

Nachfolgend werden vor dem Hintergrund des Erkrankungsgeschehens die wichtigsten Strategien und Empfehlungen erläutert, die Milchviehhalter und Berater mit Hilfe von Fütterungsmaßnahmen zur Vorbeuge nutzen können.

# 2 Milchfieber

## 2.1 Definition und Entstehung

Milchfieber gehört zu den wichtigsten Stoffwechselstörungen der Milchkuh. Ursache dieser Erkrankung ist ein Calciummangel im Blut, das heißt eine Hypocalcämie, die typischerweise in den Tagen rund um die Abkalbung auftritt. Zum Zeitpunkt des Abkalbens werden große Mengen an Calcium (Ca) in das Kolostrum abgegeben, die den Calcium-Gehalt des Blutes bei weitem übersteigen. Während das wachsende Kalb in der Gebärmutter nur etwa 2-10 g Ca/Tag benötigte, verliert sie nun mit dem Kolostrum 30–50 g Ca/Tag. Diesen Mengen steht im Blutplasma nur ein Pool von etwa 3 g Ca gegenüber (siehe Abb. 1).

*Abbildung 1: Calcium (Ca) – Bilanz einer Milchkuh in Trächtigkeit und Laktation (LEONHARD-MAREK)*

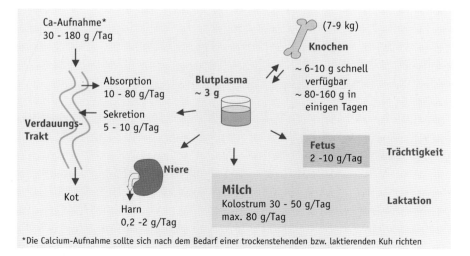

Ca-Aufnahme*
30 - 180 g /Tag

(7-9 kg)
Knochen

Absorption
10 - 80 g/Tag

Blutplasma
~ 3 g

~ 6-10 g schnell
verfügbar
~ 80-160 g in
einigen Tagen

Verdauungs-Trakt

Sekretion
5 - 10 g/Tag

Fetus
2 -10 g/Tag

Trächtigkeit

Niere

Kot

Harn
0,2 -2 g/Tag

Milch
Kolostrum 30 - 50 g/Tag
max. 80 g/Tag

Laktation

*Die Calcium-Aufnahme sollte sich nach dem Bedarf einer trockenstehenden bzw. laktierenden Kuh richten

Kann das Tier den vermehrten Bedarf nicht über eine erhöhte Calcium-Absorption aus dem Darm oder eine erhöhte Mobilisation aus den Knochen decken, sinkt der Blutplasma-Calcium-Spiegel ab.

## 2.2    Anzeichen und Auswirkungen von Milchfieber

Calcium spielt eine zentrale Rolle bei der Weiterleitung der Erregung von Nerven auf die Muskulatur. Es wird benötigt zur Kontraktion der glatten Muskulatur im Magen-Darmtrakt, zur Kontraktion des Herzens und zur Kontraktion der Skelettmuskulatur. Viele Drüsen benötigen Calcium, um ihre Hormone oder Sekrete auszuschütten, und in den Zellen des Immunsystems ist Calcium an der Freisetzung von Botenstoffen beteiligt.

Ist der Calcium-Spiegel im Blutplasma erniedrigt (< 2,1 mmol/l), werden die Muskeln demnach nur unzureichend erregt. Die Kuh zeigt Schwäche und fehlerhafte Koordination ihrer Bewegungen. Sie liegt viel und kommt schließlich zum Festliegen. Durch den sinkenden Muskeltonus fällt auch die Körpertemperatur, da etwa 75 % der im Muskel umgesetzten Energie in Form von Wärme frei werden und zur Aufrechterhaltung der Körpertemperatur beitragen. Diese gesunkene Temperatur macht sich zunächst an den kalten Ohren der Tiere bemerkbar. Der Begriff „Milchfieber" ist daher irreführend.

Die verminderte Kontraktilität im Magendarmtrakt führt zu längeren Verweilzeiten des Magen-Darminhaltes und damit Appetitlosigkeit und reduzierter Futteraufnahme. Auch Verstopfungen kommen vor. Die geringere Kontraktion der Uteruswand bewirkt Schwergeburten oder Nachgeburtsverhaltungen, die dann wieder Infektionen und Gebärmutterentzündungen bedingen können. Die verminderte Kontraktion der Alveolen der Milchdrüse senkt die Milchleistung. Ein schlecht kontrahierender Zitzenschließmuskel oder Zitzenverletzungen, infolge der wenig koordinierten Bewegungen der Hintergliedmaßen, können Euterentzündungen nach sich ziehen. Bedingt durch die reduzierte Reaktion des Immunsystems zeigen die Kühe darüber hinaus eine Immunschwäche, das heißt, sie sind schlechter in der Lage, auf Infektionen zu reagieren. Das Herz schlägt häufig schwächer, aber mit erhöhter Frequenz. Bei starkem Calcium-Mangel zeigen die Kühe schließlich zunehmenden Bewusstseinsverlust bis hin zum Koma.

Liegt nur eines dieser Symptome vor, kann dies ein Hinweis auf subklinisches Milchfieber sein. Subklinisches Milchfieber ist schwerer zu erkennen, stellt jedoch – verglichen mit dem akuten Milchfieber – ein weitaus bedeutenderes medizinisches und wirtschaftliches Problem dar.

## 2.3    Eingriffsmöglichkeiten

### Therapie

Ist die Kuh akut an Milchfieber erkrankt, so bleibt in der Regel die intravenöse Calcium-Infusion das Mittel der Wahl. Die Erfolgsaussichten bei rechtzeitiger Behandlung sind gut, unbehandelt sterben 60–70 % der erkrankten Tiere. Vor der Infusion einer calciumhaltigen Lösung müssen jedoch andere Ursachen für die geschilderten Symptome ausgeschlossen werden, da auch ein akutes Überangebot an Calcium lebensbedrohlich werden kann. Aus dem selben Grund muss während der Infusion die Herzaktion genau kontrolliert werden.

### Die Steuerung des Calcium-Haushaltes und Grundlagen der Prophylaxe

Warum sind bestimmte Kühe nicht in der Lage, Calcium in ausreichender Menge zu mobilisieren? Die Antwort lautet: Die hormonell gesteuerte Steigerung der Calcium-Bilanz benötigt Zeit, so dass bei jeder Kuh mit der einsetzenden Milchproduktion der Blutplasma-Calcium-Spiegel zunächst einmal absinkt. Milchfieber bekommt jedoch nur die Kuh, die nicht schnell genug und nicht in ausreichender Menge darauf reagieren kann, das heißt, die Kuh, die ihre hormonellen Systeme (siehe Abb. 2) daraufhin nicht „trainiert" hat. Das sind zum einen ältere Kühe, bei denen die Mobilisationsprozesse (wegen einer reduzierten Anzahl von Hormonrezeptoren auf den Zielzellen) mehr Zeit benötigen.

Außerdem sind die Milchleistung und damit der Calcium-Verlust älterer Tiere in der Regel höher. Auch einige rassespezifischen Unterschiede lassen sich über die Anzahl der Rezeptoren erklären. So haben Jerseykühe, die anfälliger für Milchfieber sind, etwa 15 % weniger Vitamin D-Rezeptoren im Darm als gleich alte Holstein Friesian-Kühe. Zu den nicht „trainierten" Kühen gehören aber auch die, die vor dem Abkalben zu Calcium-reich gefüttert wurden und damit „verlernt" haben, auf einen Calcium-Mangel angemessen zu reagieren.

Ein sinkender Calcium-Spiegel bewirkt zunächst in den Zellen der Nebenschilddrüse eine gesteigerte Freisetzung von Parathormon (PTH). Dies sorgt in der Niere für eine maximale Reabsorption des filtrierten Calciums, so dass nur marginale Calcium-Mengen mit dem Harn verloren gehen. Dadurch lassen sich jedoch nur etwa 2 g Ca/Tag einsparen (siehe Abb. 1). Die zweite Funktion des PTH ist, ebenfalls in der Niere, die Aktivierung eines Enzyms, das für die Bildung der aktiven Form des Vitamin D verantwortlich ist.

Das aktive Vitamin D-Hormon selbst hemmt dieses Enzym wieder, so dass hohe Mengen an Vitamin D die Neubildung der aktiven Form limitieren. Der Hauptwirkungsort von Vitamin D liegt im Magendarmtrakt, wo es die Bildung Calcium-transportierender Proteine stimuliert und so die Calcium-Absorption erhöht. Damit steigt die Absorptionsrate des mit der Nahrung aufgenommenen Calciums an, so dass sich die Calcium-Absorption auf etwa 80 g/Tag steigern lässt (siehe Abb. 1). Darüber hinaus kann Calcium auch passiv (Vitamin D-unabhängig) absorbiert werden.

**Abbildung 2:** *Hormonelle Steuerung der Ca-Bilanz am Beispiel eines abgesunkenen Ca-Spiegels im Blut (LEONHARD-MAREK)*

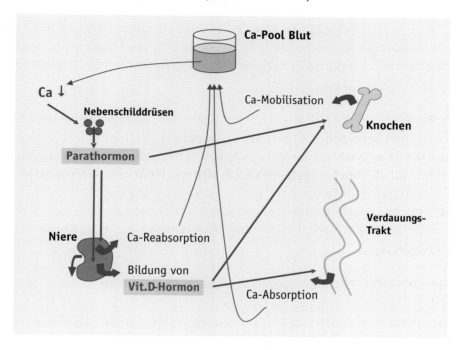

Der dritte Wirkungsort von PTH ist der Knochen. Aus diesem Haupt-Calciumspeicher des Körpers kann unter dem kombinierten Einfluss von PTH und Vitamin D relativ kurzfristig ein schnell verfügbarer Calcium-Pool von 6 bis 10 g mobilisiert werden. Dieser Calcium-Pool erhöht sich, wenn sich die Tiere in einer leichten metabolischen Acidose (Blut-pH < 7,35) befinden, da der Knochen als Säurepuffer fungiert und dabei Calcium und Phosphat freisetzt.

Demgegenüber induziert eine Alkalose (Blut-pH > 7,45) eher einen Calcium-Fluss in den Knochen hinein. Abgesehen von diesem schnell verfügbaren Calcium-Pool kann auch die Aktivität knochenabbauender Zellen durch PTH und Vitamin D gesteigert werden und damit weiteres Calcium aus dem

**Abbildung 3:** *Möglichkeiten der Milchfieberprophylaxe in Relation zum Zeitpunkt der Abkalbung*

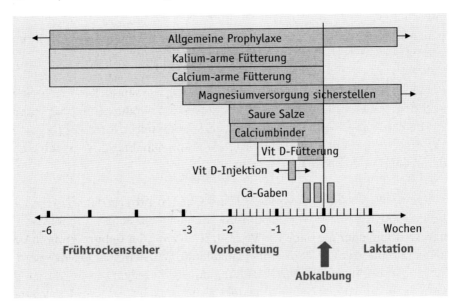

Knochen mobilisiert werden. Dieser Effekt scheint jedoch beim Wiederkäuer schlechter ausgeprägt zu sein als bei anderen Tieren. Neuere Studien zeigen darüber hinaus, dass eine metabolische Acidose nicht nur die physikalische Freisetzung von Calcium aus dem Knochen erhöht, sondern innerhalb von 1–2 Tagen auch den Knochenumbau stimuliert, so dass weiteres Calcium freigesetzt werden kann.

## Prophylaxe durch gezielte Fütterungsstrategien

Die meisten Strategien zur Vorbeugung von Milchfieber (Abb. 3) beruhen deshalb auf einem Trainingseffekt der an der Calcium-Homöostase beteiligten Hormone. Hierzu zählen in erster Linie die Calcium- und Kalium-arme Fütterung vor dem Abkalben. Es ist zu empfehlen, während der gesamten Trockenstehperiode Calcium- und Kalium-arm zu füttern, besonders wichtig sind jedoch die letzten 2–3 Wochen vor der Abkalbung. Ein weiterer Ansatz ist die Verfütterung bestimmter Futtermittel, die Calcium im Verdauungstrakt binden, so dass dieses nicht absorbiert wird, sondern mit dem Kot ausgeschieden wird. Dazu zählen Zeolithe, langkettige Fettsäuren und pansengeschützte, calciumarme Reiskleie.

Eine andere Strategie besteht in der Verfütterung von sauren Salzen, die eine leichte metabolische Acidose verursachen sollen, wodurch mehr Calcium aus dem Knochen mobilisiert werden kann. In die gleiche Richtung zielt eine Kalium-arme Fütterung, da eine zu hohe Kaliumaufnahme zu einer leichten metabolischen Alkalose führen kann.

Einige andere Strategien versuchen die Calcium-Absorption zu steigern. Hierzu zählen die Gabe von Calcium-Boli oder Calcium-Salzen im geburtsnahen Zeitraum oder die Gabe von Vitamin D kurz vor der Geburt. Vitamin D3 kann 3 bis maximal 10 Tage vor der Abkalbung gefüttert oder einmalig zwischen 2 und 8 Tagen vor der Abkalbung injiziert werden. Durch Vitamin D wird dabei die aktive Komponente der Calcium-Absorption, durch Calcium-Boli und -Salze die aktive und passive Calcium-Absorption gesteigert.

Diese verschiedenen Strategien zur Milchfieber-Prävention werden im Folgenden genauer geschildert.

# 3 Allgemeine Prophylaxe

## 3.1 Bedarfsgerechte Fütterung, Energieversorgung und Körperkondition

Eine bedarfsgerechte Energie- und Nährstoffversorgung sowohl von Milchkühen in der Laktation als auch in der Trockenstehphase sind grundlegende Voraussetzungen für die Wirksamkeit spezieller Maßnahmen der Milchfieberprophylaxe.

Die Fütterung der trockenstehenden Kühe ist nach Möglichkeit in zwei Phasen zu unterteilen. In der ersten Phase vom Trockenstellen bis zwei bis drei Wochen vor der Kalbung sollte eine energieärmere Trockensteherration zum Einsatz kommen, um eine energetische Überversorgung der Kühe zu vermeiden, den Verdauungstrakt trotzdem gut zu füllen und das Wachstum der Frucht zu sichern. Danach besteht für die zweite Phase die Zielstellung, mit einer energie- und nährstoffreicheren Ration Gewebe und Mikroorganismen in Mägen und Därmen und somit die Absorptions- und Umsetzungsprozesse im Verdauungstrakt auf die wesentlich intensivere Fütterung nach der Kalbung vorzubereiten.

Im Zeitraum der Vorbereitungsfütterung kommen auch die speziellen Maßnahmen der Milchfieberprophylaxe zur Anwendung. Grundsätzliche Versorgungsempfehlungen und notwendige Gehaltswerte für die Rationen zweiphasiger Trockensteherfütterung sind in  Tabelle 1 dargestellt. Die ausgewiesenen Gehalte an Calcium und Magnesium sind in Abhängigkeit von der gewählten Strategie der Milchfieberprophylaxe anzupassen. Der Kaliumgehalt in der Ration sollte unter 15 g/kg TM liegen. Eine bedarfsgerechte Versorgung mit Vitaminen und Spurenelementen kann mit einer entsprechenden Gabe an Mineralfutter für Trockensteher abgesichert werden.

*Tabelle 1:* Versorgungsempfehlungen für trockenstehende Kühe
(nach GfE 2001; DLG 2001)

| | | Trockensteher | | Vorbereitung ab 15 Tage vor Kalbung | |
|---|---|---|---|---|---|
| | | min | max | min | max |
| Trockenmasse (TM) | g/kg | 300 | | 350 | |
| Rohfett | g/kg TM | | 40 | | 40 |
| XS + XZ | g/kg TM | | | 100 | 200 |
| bXS | g/kg TM | | | 15** | |
| Rohfaser* | g/kg TM | 260 | | 180 | |
| SW* | | 2,00 | | 1,40 | |
| NEL | MJ/kg TM | 5,1 | 5,5 | 6,4 | 6,7 |
| nXP | g/kg TM | 100 | 125 | 140 | 150 |
| RNB | g/kg TM | 0 | | 0 | |
| Ca | g/kg TM | 3,5 | 6,0 | 5,0 | 6,0 |
| P | g/kg TM | 2,5 | | 3,0 | |
| Na | g/kg TM | 1,5 | 2,5 | 1,5 | 2.0 |
| Mg | g/kg TM | 1,5 | | 2,0 | |

* Zielgröße zur genügenden Sättigung; ** je nach Leistungshöhe und Rationsgestaltung;
XS = Stärke; XZ = Zucker; bXS = beständige Stärke; SW = Strukturwert; nXP = nutzbares Rohprotein;
RNB = Ruminale N-Bilanz. Calcium und Magnesium sind in Abhängigkeit von der Strategie anzupassen.
Der Kaliumgehalt sollte unter 15 g/kg TM liegen.

Die Verfütterung von Rationen für melkende Kühe, auch an Tiere in der Vorbereitungsphase kann nur einen Kompromiss darstellen, um speziellen betrieblichen und arbeitswirtschaftlichen Gegebenheiten zu entsprechen. Solche Rationen sind nicht auf die speziellen Erfordernisse dieses Abschnitts ausgerichtet. Im Bedarfsfall müssen dann gezielte Ergänzungen erfolgen (z. B. saure Salze, siehe Abschnitt 4.6). Auch einphasige Varianten der Trockensteherfütterung auf Basis einer gleichbleibenden Ration im gesamten Zeitraum sollten die Ausnahme bleiben. Möglichen arbeitswirtschaftlichen Vorteilen dieses Verfahrens stehen Nachteile bei der exakten Umsetzung einer bedarfsgerechten Versorgung der Kühe und von Maßnahmen der Milchfieberprophylaxe gegenüber.

Von entscheidender Bedeutung für eine wirksame Milchfieberprophylaxe ist eine optimale Körperkondition der Tiere zur Kalbung (BCS-Note 3,25 bis 3,75). Die Kühe sollten diesen Ernährungszustand zum Trockenstellen schon erreicht haben oder nur knapp darunter liegen. Insbesondere ein Verfetten (BCS > 4) muss so weit wie möglich vermieden werden. Eine unphysiologische Überkonditionierung führt eher zum Festliegen und beeinträchtigt die Wirksamkeit von Maßnahmen der Milchfieberprophylaxe.

Der wesentliche Ansatz für eine optimale Körperkondition zum Trockenstellen besteht in einer konsequenten Umsetzung einer bedarfsgerechten Fütterung in der Spätlaktation. Danach ist während der Trockenstehzeit selbst eine Versorgung in Abhängigkeit von der Körperkondition wichtig. Dafür sollten regelmäßige Kontrollen des BCS der Trockensteher durchgeführt und bei Bedarf eine Anpassung der Trockensteherration vorgenommen werden. Weist die Mehrzahl der Kühe eines Bestandes zum Trockenstellen eine zu hohe BCS-Note auf, ist zuerst die Fütterung in der Spätlaktation entsprechend anzupassen. Der Energiegehalt der Trockensteherration ist so einzustellen, dass möglichst kein weiterer Körperfettansatz erfolgt. Einzelne Tiere, die zu einer starken Verfettung neigen, können zwei bis vier Wochen früher als üblich trocken gestellt werden. Auf keinen Fall darf ein großer Körpersubstanzverlust in den letzten Wochen vor der Kalbung auftreten, weil sich dies nachteilig auf die spätere Stoffwechselgesundheit der betroffenen Tiere auswirken kann. Das „Abhungern" zu fetter Kühe während der Trockenstehphase ist deshalb keine geeignete Maßnahme.

In der gesamten Trockenstehphase sind die Tiere mit einer Futtervorlage zur freien Aufnahme satt zu füttern und die höchst möglichen Futteraufnahmen anzustreben (Trainingseffekt). Der Pansen muss immer gut gefüllt sein. Futtermengen sollten niemals begrenzt werden. Im Bedarfsfall ist der Energiegehalt der Ration zu senken, um eine Überversorgung und einen zu hohen Körperfettansatz zu vermeiden (z. B. durch Zugabe von Futterstroh zu Mischrationen).

In der Trockensteherfütterung sind nur hygienisch einwandfreie Futtermittel einzusetzen. Schwerwiegende Mängel können zu Verdauungsstörungen und Vergiftungen führen, die das Festliegen von Kühen begünstigen (z. B.

erhöhte Gehalte an Endotoxinen und/oder Mykotoxinen). Die Entsorgung von minderwertigen Futterpartien in der Trockensteherfütterung ist grundsätzlich abzulehnen.

Rationen der ersten Fütterungsphase in der Trockenstehzeit enthalten in der Regel fast ausschließlich Grobfutter und erfüllen die Ansprüche einer wiederkäuergerechten Fütterung. Ausreichende Strukturwirksamkeit der Ration ist auch während der Vorbereitungsfütterung zu sichern. Verschiebungen des Säuren-Basen-Haushaltes der Kühe vom physiologischen in einen stärker sauren Bereich zum Zwecke der Milchfieberprophylaxe sind nur im Rahmen des Einsatzes saurer Salze zu empfehlen (siehe Abschnitt 4.6).

Im Hinblick auf die Festliegeproblematik können folgende Empfehlungen gegeben werden:

- Früh-Trockensteher (vom Trockenstellen bis ~ 14–21 Tage vor der Geburt)

  Bedarf:
  - 5,5-5,6 MJ NEL/kg TM, 11-12 % XP i.d.TM, 120 g nXP/kg TM
  - obwohl bislang nicht gesichert ist, dass die Fütterung in der Früh-Trockenstehphase das Auftreten von Milchfieber beeinflusst, sollte in dieser Zeit kein Ca-reiches Mineralfutter oder Futterkalk (der Ca-Bedarf ist mit 30-40 g /Tag sehr niedrig), sondern stattdessen eine Ca-armes bzw. –freies Trockenstehermineralfutter gefüttert werden
  - K-arme Ration

- Tiere in der Vorbereitung (~ 14–21 Tage vor der Geburt bis zur Kalbung; beim Einsatz saurer Salze max. 14 Tage vor der Geburt bis zur Kalbung)

  Bedarf:
  - 6,4-6,7 MJ NEL/kg TM, 15 % XP i.d.TM, 150 g nXP/kg TM
  - Ca- und K-arme Ration (< 45 g Ca/Tag, < 15 g K/kg TM)

## 3.2   Kuhkomfort

Während der Trockenstehzeit und insbesondere im Kalbezeitraum ist ein hoher Haltungskomfort unbedingt notwendig. Die Kühe sind schwerer und fülliger und ihre Liegezeiten länger als während der Laktation. Ruheverhalten und Futteraufnahme müssen ungehindert und artgerecht möglich sein. Stark eingeschränkte Bewegungsaktivitäten wirken sich nachteilig auf die Geburtsverläufe aus. Schwergeburten können zum Festliegen von Tieren nach der Kalbung führen.

Tieflaufställe bieten für den Haltungsabschnitt die besten Voraussetzungen, um den genannten Forderungen zu entsprechen. In diesen ist ein ausreichendes Flächenangebot sicherzustellen.

- Trockensteher- und Vorbereiterstall (vorzugsweise Zweiraumlaufstall): 6 bis 8 m² je Tier, davon 4 bis 4,5 m² Liegefläche
- Gruppenabkalbestall /-box: min. 8 m² je Tier
- Einzelabkalbebox: 12 m² je Tier

Für behornte Kühe liegen die dargestellten Richtwerte um ca. 30 % höher.

Um den Ansprüchen an Kuhkomfort und Haltungshygiene zu entsprechen, ist eine Einstreumenge von mindestens 6 bis 8 kg je Tier und Tag zu veranschlagen. Wichtig ist eine ausreichende Trittsicherheit im Aktivitätsbereich der Trockensteher- und Abkalbeställe. Als Folge des Ausrutschens und Stürzens oder Grätschens der Kühe können schwerwiegende Schädigungen des Bewegungsapparates, der Muskulatur und des Nervensystems auftreten. Diese führen häufig zum Festliegen der Tiere, unabhängig vom Auftreten von Milchfieber. Die Gefahr besteht besonders, wenn die Laufflächen sehr glatt sind. Für Tieflaufställe erhöht sich das Risiko unmittelbar nach dem Ausmisten. In solchen Fällen sind entsprechende haltungstechnische Verbesserungen zwingend notwendig (z. B. Aufrauen von Betonböden, Verlegen von Gummimatten). Das Abstreuen des Betonbodens mit Sand vor dem Einstreuen mit Stroh kann übergangsweise als Alternative oder ergänzend dazu zur Anwendung kommen. Bei Neubaumaßnahmen ist auf eine ausreichende Profilierung des Bodens zu achten.

Die Haltung von Kühen in der Trockenstehzeit bis zur Kalbung in Auslaufweide ist möglich. Ein sehr guter Kuhkomfort kann dabei sichergestellt werden. Trockene und saubere Liege- und Fressbereiche sind dafür unbedingt erforderlich. Dies trifft ebenso für Maßnahmen der Tierbeobachtung sowie im Bedarfsfall für Zufütterung, Geburtsüberwachung und Geburtshilfe zu.

## 3.3    Unvollständiges Ausmelken

Dem extrem starken Ca-Entzug durch die hohe Milchabgabe nach der Kalbung kann durch ein unvollständiges Ausmelken zu den ersten Melkzeiten teilweise entgegengewirkt werden. Erst ab dem dritten Tag nach dem Kalben sollte ein vollständiges Ausmelken der Kühe erfolgen.

Das beschriebene Vorgehen empfiehlt sich insbesondere für ältere Kühe mit hohen Einsatzleistungen und einem größeren Milchfieberrisiko. Die ausreichende Bereitstellung an Kolostrum für die Versorgung der neugeborenen Kälber ist grundsätzlich sicherzustellen.

# 4    Spezielle Prophylaxe-maßnahmen für den Bestand

## 4.1    Kaliumarme Fütterung

**Wirkungsweise**

Kalium hat eine größere Bedeutung für das Milchfieberrisiko als Calcium. Durch Kaliumgehalte in der Futterration von über 15 g/kg TM kann eine leichte metabolische Alkalose entstehen. Diese behindert die Einstellung eines Gleichgewichtes im Calciumhaushalt (Calciumhomöostase) um den Kalbezeitraum herum. In der Literatur gibt es vermehrt Befunde, dass Trockensteher- und Transitrationen mit erhöhtem Kaliumgehalt das Auftreten von Milchfieber begünstigen.

Erhöhte Kaliumgehalte erhöhen die Kationen-Anionen-Bilanz. Die Verfütterung von kaliumarmen Futtermitteln senkt demgegenüber die Kationen-Anionen-Bilanz und vermindert damit die alkalotische Stoffwechsellage. Dieser Vorgang kann noch verstärkt werden durch schwefelreiche Fütterung, wie z. B. beim Einsatz von Rapsprodukten (siehe Tabelle 5, Kapitel 6).

**Praktische Durchführung und Empfehlungen**

Der Kaliumgehalt ist vor allem im Grobfutter hoch und kann bis zu 50 g/kg TM betragen. Verantwortlich dafür sind einseitige kalibetonte Düngung mit reichlich Rindergülle und die standortbedingte Kaliumnachlieferung. Unter

*Tabelle 2: Typische Kaliumgehalte in Futtermitteln*

| Futtermittel | Kaliumgehalt, g/kg TM |
|---|---|
| Grassilage | 25 – 50 |
| Maissilage | 10 – 15 |
| Luzerne, Rotklee | 20 – 35 |
| Heu, extensive Düngung | 10 – 20 |
| Häckselstroh | 5 – 15 |
| Getreide | < 10 |
| Sojaschrot | 20 – 25 |
| Rapsschrot | 10 – 15 |

diesem Düngeregime steigen die K-Gehalte und es können sich güllelieben-de Pflanzenbestände wie Löwenzahn, Umbelliferen (z. B. Wiesenkerbel) und Knaulgras entwickeln, die wiederum den Kaliumüberschuss verstärken, da sie viel Kalium einlagern. Mittlere Kaliumgehalte von 25–35 g/kg TM sind häufig in Grassilagen und in Luzerne bzw. Leguminosenbeständen anzutreffen. Geringere Kaliumgehalte von 15 g/kg TM und weniger, sind in Heu von Extensivflächen, Maissilage, Häckselstroh und im Getreide zu finden. Grundsätzlich sinkt der Kaliumgehalt mit der physiologischen Alterung des Futters. Es macht deswegen Sinn, im Rahmen der Rationsplanung für trockenstehende Kühe sowohl auf den Calcium-, als auch auf den Kaliumgehalt zu achten.

### Umsetzung der Strategie

Auf der Basis von Futteruntersuchungen soll der Kaliumgehalt von Trockensteherrationen durch folgende Maßnahmen unter 15 g/kg TM gesenkt werden:

1. Einsatz von kaliumarmen Futtermitteln in der Trockensteher- und Vorbereitungsphase
   Hierzu eignen sich später geschnittenes Extensivheu, Häckselstroh, Maissilage, Getreide- und Rapsprodukte. Weniger geeignet sind Grassilage von intensiv mit Rindergülle gedüngten Wiesen, Sojaschrot, Rotklee und Luzerne.

2. Gezielte Grobfutterproduktion für Trockensteher
   Bewirtschaftung der Grünlandflächen mit abgestufter Intensität. Das bedeutet, dass von bestimmten Flächen, die nicht mit Gülle und nicht mit mineralischem Kalium-Dünger gedüngt wurden und durch späten Schnitt, physiologisch älteres Futter mit geringerem Kaliumgehalt gewonnen wird. Bei Weidegang sollte auf nicht mit Kalium gedüngte Flächen zurückgegriffen werden.

3. Düngungsmanagement
   Der Aufwuchs nach einer Kalium-Düngung im Frühjahr sollte nicht an Trockensteher verfüttert werden.

4. Pflanzenbauliche Maßnahmen
   Maßnahmen wie Nachsaat, Walzen, angepasste Nutzung verhindern die Ausbreitung von Kalium-reichen Grünlandpflanzen wie Löwenzahn, Wiesenkerbel und Knaulgras.

## Kosten/Aufwand

Kaliumarme Fütterung setzt die Kenntnis des Kaliumgehaltes voraus. Die Kosten für die zusätzliche Kaliumbestimmung im Rahmen einer Mineralstoffuntersuchung betragen ca. 2,50 EUR. Die gezielte Erzeugung und separate Lagerung von kaliumarmen Futtermitteln ist notwendig. Die Verfügbarkeit hängt also von den betrieblichen Verhältnissen ab.

## Rationsbeispiele

(siehe Anhang: Rationen 9–12 und 23–26 für Trockensteher sowie Rationen 5–15 für Kühe in der Vorbereitungsphase).

## 4.2   Magnesiumversorgung

### Wirkungsweise

Die Konzentration von Magnesium (Mg) im extrazellulären Raum hat eine große Bedeutung für die Erregbarkeit von Nervenzellen. Deshalb kommt es bei Magnesiummangel zur Übererregbarkeit von Nerven, zu Krämpfen und damit auch zum Krankheitsbild der Weidetetanie. Die Aufrechterhaltung einer normalen Magnesium-Konzentration im Blutplasma wird im Wesentlichen über die Magnesium-Zufuhr mit dem Futter bestimmt. Beim ruminierenden Wiederkäuer ist der Vormagen und hier besonders der Pansen der wichtigste Ort der Magnesium-Absorption. Eine gestörte ruminale Magnesium-Absorption kann meistens im weiteren Verlauf des Verdauungstraktes nicht mehr kompensiert werden. In der Pansenwand sorgen zwei Mechanismen für eine ausreichende Magnesium-Absorption.

Bei hohen Magnesium-Konzentrationen bestimmt der chemische Magnesium-Gradient die Magnesium-Absorption. Dieser Mechanismus wird durch die Anwesenheit kurzkettiger Fettsäuren und damit durch eine energiereiche Fütterung verstärkt. Bei niedrigen Magnesium-Konzentrationen ist das Membranpotenzial der entscheidende Faktor für eine ausreichende Magnesium-Absorption. Dieses Potenzial ist jedoch kaliumabhängig und wird bei hohen Kaliumkonzentrationen im Pansen erniedrigt. Mit steigenden Kaliumgehalten im Futter sinkt deshalb die Verfügbarkeit des mit dem Futter aufgenommenen Magnesiums ab. Aus diesem Grund muss bei hohen Kaliumgehalten des Futters auch der Magnesium-Gehalt erhöht werden.

### Magnesium und Milchfieber

Kühe mit Milchfieber zeigen zum Teil auch niedrige Magnesium-Konzentrationen im Blutplasma. Dies wird damit erklärt, dass ein lange andauernder Magnesiummangel sowohl die Freisetzung des Parathormons als auch seine Wirkung an den Zielorganen beeinträchtigen kann. Somit kann ein Magnesiummangel eine sekundäre Störung des Calcium-Haushaltes nach sich ziehen. Bei einer hohen Magnesiumversorgung von (4 g / kg TM) sinkt dagegen das Risiko der Kuh, an Milchfieber zu erkranken.

## Empfehlungen

Besonders im geburtsnahen Zeitraum, wenn hohe Magnesiummengen mit dem Kolostrum bzw. mit der Milch abgegeben werden, ist auf eine ausreichende Magnesium-Versorgung zu achten. Bei Grobfutterrationen mit niedrigen Kaliumgehalten ($\leq$ 15 g/kg TM) kann ein Magnesiumgehalt von 2 g/kg TM ausreichen, um Milchfieber vorzubeugen.

Bei höheren Kaliumgehalten sollte der Magnesium-Gehalt in der Ration auf 4 g/kg TM angehoben werden, um eine Störung der Magnesium-Absorption im Pansen zu vermeiden und um sekundären Effekten auf den Calciumhaushalt vorzubeugen.

## 4.3    Phosphorversorgung

Der Phosphorgehalt des Kolostrums ist etwa doppelt so hoch wie der der späteren Milch, so dass sich im geburtsnahen Zeitraum nicht nur ein hoher Calcium- und Magnesium-, sondern auch ein hoher Phosphatabfluss in Richtung Milchdrüse ergibt, der den Bedarf der Feten während der Trächtigkeit um ein Vielfaches übersteigt.

Aus diesem Grund zeigen viele Kühe neben Calcium-Imbalancen auch ein mehr oder weniger starkes Absinken des Phosphorgehaltes im Blut (Hypophosphatämien) im geburtsnahen Zeitraum. Obwohl dadurch auf indirektem Wege die Calcium-Ausschüttung tendenziell erhöht wird, sollte durch die Fütterung kein Phosphormangel indiziert werden. Auch von einer besonders phosphorreichen Fütterung ist abzuraten.

**Empfehlung**

Der Phosphorgehalt in der Ration sollte daher gemäß den Empfehlungen der GfE in der Trockenstehzeit bei 2,5–3,0 g/kg TM, in der Vorbereitungszeit bei 3,0–3,5 g/kg TM liegen und nach der Abkalbung je nach Milchleistung 3,5–4,2 g/kg TM betragen. Hierauf ist bei der Auswahl des Mineralfutters zu achten. Das Ca/P-Verhältnis in der TMR sollte bei 0,75 bis < 1,0 liegen.

## 4.4  Calciumarme Fütterung

**Wirkungsprinzip**

Eine calciumarme Fütterung stimuliert die Parathormonsekretion und die Vitamin-D-Hormon-Synthese. Ersteres bewirkt eine Steigerung der Calciummobilisierung aus dem Skelett, letzteres eine Erhöhung der Absorption von Calcium aus dem Darm.

Die Umsetzung dieses Konzeptes hat seine Grenzen in den Calciumgehalten der eingesetzten Grobfuttermittel. Der Calciumgehalt der Rationen sollte so niedrig wie möglich liegen und auch die Bedarfsnormen der GfE (2001) (5g/kg TM ) in den letzten 2–3 Wochen vor dem Kalben durchaus unterschreiten, wenn die Milchfiebervorbeuge im Vordergrund steht.

**Empfehlung und praktische Durchführung**

*Auswahl von Calcium-armen Futtermitteln*

Besonders geeignet sind aus oben genannten Grund Maissilage in Kombination mit Häckselstroh und Kalium-armer Grassilage. Wenig geeignet sind z. B. Pressschnitzelsilage, Kleegras, Luzernesilage, Melasseschnitzel.

### Auswahl des Mineralfutters

Zur Fütterung von trockenstehenden Kühen werden calciumfreie Mineralfutter eingesetzt. Diese enthalten Phosphor, Magnesium, Spurenelemente und Vitamine. Der Phosphorgehalt des Mineralfutters soll so gewählt werden, dass die Phosphor-Versorgungsempfehlungen der GfE eingehalten werden. Eine Versorgung mit Phosphor oberhalb der Empfehlungen besitzt keinen zusätzlichen Einfluss auf die Milchfiebervorbeuge. Futterkalk wird nicht zugefüttert.

### Calciumreiche Fütterung ab der Kalbung

Mit Beginn der Milchsekretion ist dem erhöhten Calciumbedarf Rechnung zu tragen. Ein bis zwei Tage vor der Kalbung (Beginn des Aufeuterns) wird auf ein calciumreiches Mineralfutter umgestellt.

### Kosten/Aufwand

Die Verabreichung eines calciumfreien Mineralfutters erfordert keinen höheren Aufwand. Calciumarme Grobfuttermittel sind in Grünlandbetrieben nicht immer vorhanden und müssen häufig zugekauft werden.

### Kombination mit anderen Konzepten

Eine calciumarme Fütterung kann gut mit einer Vitamin D-Applikation kombiniert werden.

### Rationsbeispiele

(siehe Anhang: Rationen 1–4, 9–12 (Kaliumarm), 13–16 (Kalium mittel), 17–20 (Kaliumreich), 21–23 (Kalium mittel bzw. arm) und 25 (Kaliumarm) für Trockensteher sowie Rationen 1, 7, 8, 10, 12 und 14 für Kühe in der Vorbereitung).

## 4.5 Calciumbinder

### Calciumbinder: Zeolith A

#### *Wirkungsprinzip*

Eine knappe Calciumversorgung unterhalb der Versorgungsempfehlungen (Tab. 1) in der Trockenstehzeit ist eine Möglichkeit, die Calcium-Homöostase zu „trainieren" und Milchfieber vorzubeugen. Mit den üblicherweise zur Verfügung stehenden Futtermitteln ist jedoch meist nicht zu gewährleisten, dass die Tiere maximal 20–25 g Calcium pro Tag aufnehmen. Durch den Zusatz von Zeolith A, einem Natriumaluminiumsilikat ($Na_{12}Al_{12}Si_{12}O_{48}$ x 27 $H_2O$), kann die wirksame Ca-Konzentration in der Ration gesenkt werden, da diese Substanz als Calciumbinder wirkt. Das Natrium kann in diesem Silikat jedoch nicht nur gegen Calcium, sondern auch gegen andere Kationen, wie zum Beispiel Magnesium, ausgetauscht werden und so die Magnesium-Konzentration im Plasma um bis zu 30 % senken. Unter sauren pH-Bedingungen, wie im Labmagen, wird aus dem Silikat Aluminium freigesetzt, das mit Phosphor unlösliche Komplexe bildet und so die Absorption von Phosphor reduzieren kann.

#### *Praktische Durchführung*

Zeolith A ist seit kurzem für den speziellen Ernährungszweck „Reduzierung des Milchfieberrisikos" zugelassen. In der entsprechenden EG-Richtlinie (2008/4/EG), die inzwischen in nationales Recht umgesetzt ist, wird eine Fütterungsdauer von zwei Wochen vor dem Abkalben empfohlen sowie die tägliche Höchstmenge an Natrium-Aluminiumsilikat auf 500 g pro Tier und Tag begrenzt. Aktuelle Studien sprechen jedoch dafür, die Dosis auf 250 g Zeolith A pro Tier und Tag zu begrenzen. Während die Futteraufnahme bei Dosierungen von 500–1000 g um 35 bis 50 % absank, kam es bei einer Dosierung von 250 g pro Tier und Tag nur zu einem Rückgang der Futteraufnahme um 16 %, verglichen mit einem Rückgang von ca. 10 %, der regelmäßig vor der Abkalbung auch ohne Zeolithzusatz zu beobachten ist. Eine Dosis von nur 125 g pro Tier und Tag ließ keinen Effekt auf den Ca-Haushalt erkennen.

Neben der Menge kommt auch dem Zeolith/Calcium-Verhältnis der Ration (g Zeolith/g Calcium) eine große Bedeutung zu. Für eine effektive Prophylaxe sollte dieses zwischen 6 und 10 liegen. Bei 250 g Zeolith bedeutet dies, dass die Ca-Aufnahme 25-41 g/Tag betragen kann. Bei einem Zeolith/Calcium-Verhältnis kleiner oder gleich 5 ist keine Wirkung mehr zu beobachten.

Der Einfluss von Zeolith A auf den Magnesium- und Phosphorhaushalt der Tiere muss bei der Anwendung beachtet werden. Auf eine ausreichende Versorgung der Tiere mit Magnesium und Phosphor ist zu achten. Praktische Erfahrungen liegen in Deutschland bisher kaum vor.

### Kosten/Aufwand

Da derzeit nur wenige Firmen dieses Produkt anbieten, liegen die Kosten bei etwa 1.200,- EUR pro Tonne Zeolith. Bei einem Einsatz von 250 g pro Tier und Tag über 14 Tage entstehen damit Kosten von 4,- EUR pro Kuh.

## Calciumbinder: pansengeschützte, calciumarme Reiskleie

Reiskleie enthält sehr viel Phytinsäure, die, wenn sie wirksam in den Dünndarm der Milchkuh gelangt, ca. 7 g Calcium/kg Reiskleie binden und somit der Absorption entziehen kann. Voraussetzung dafür ist jedoch, dass der Phytatkomplex nicht schon in den Vormägen der trockenstehenden Kuh abgebaut wird. Daher muss die Reiskleie vorher so behandelt werden, dass sie pansengeschützt ist. Außerdem kommt dafür nur calciumarme Reiskleie als Ausgangsstoff in Betracht (handelsübliche Reiskleie enthält häufig sehr hohe Calciumgehalte). Im Gegensatz zu Zeolith und einigen sauren Salzen, sind keine negativen Auswirkungen auf die Futteraufnahme bekannt.

Um ca. 20 g Calcium zu binden, ist die Verfütterung von ca. 3 kg/Tier/Tag pansengeschützter calciumarmer Reiskleie erforderlich. Die Fütterung erfolgt in den letzten 14 bis 21 Tagen vor der Kalbung und ist zum Kalbezeitpunkt unbedingt abzusetzen. Die Kosten werden von einem Anbieter eines entsprechenden Diätergänzungsfuttermittels, das zu ca. 75 % aus einer solchen Reiskleie besteht, mit 17–25,- EUR pro Kuh und Kalbung beziffert.

## 4.6 Einsatz saurer Salze

### Wirkungsprinzip

Bei einer metabolischen Acidose wird mehr Calcium aus dem Knochen freigesetzt und zum Teil vermehrt aus dem Magendarmtrakt absorbiert. Gleichzeitig wird mehr Calcium mit dem Harn ausgeschieden (Abb. 4). Langfristige Acidosen können daher zu Knochenentkalkungen führen, bei kurzzeitigen leichten Acidosen steht das Training der an der Calcium-Homöostase beteiligten Mechanismen im Vordergrund.

*Abbildung 4: Wirkung von Anionenrationen. Eine kurzzeitige, gering ausgeprägte metabolische Acidose im Blut soll den Calciumstoffwechsel vor dem Kalben aktivieren*

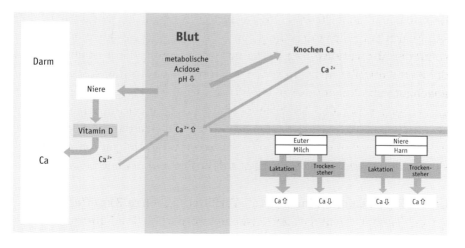

In der Fütterung wirken Salze aus einer starken Säure und einer schwachen Base senkend auf den pH-Wert im Blut. Daraus leiten sich die Begriffe „saures Salz" und „Anionenration" ab. Die Nutzung von sauren Salzen ist daher eine Möglichkeit den Säure-Basen-Haushalt in Richtung einer Acidose zu verschieben und Adaptionsmechanismen zur Vermeidung eines Calciummangels um den Abkalbezeitraum zu aktivieren.

Starke Säuren sind unter anderem Salzsäure (HCl) und Schwefelsäure ($H_2SO_4$). Starke Basen sind Natronlauge (NaOH) und Kalilauge (KOH). In Relation zu diesen Säuren sind Calciumhydroxid [$Ca(OH)_2$], Magnesiumhydroxid [$Mg(OH)_2$] und Ammoniumhydroxid [$NH_4OH$] schwache Basen. Die Salze Calcium-, Magnesium- und Amoniumchlorid sowie Calcium-, Magnesium- und Ammonium-Sulfat sind also saure Salze.

## Kationen-Anionen-Bilanz (DCAB)

Alle Futtermittel enthalten natürlicherweise verschiedene Salze, die schon vor Zusatz von sauren Salzen den Säuren-Basen-Haushalt der Rinder beeinflussen. Als Orientierung für den zu erwartenden Effekt eines Futtermittels oder einer Futterration dient die Bestimmung der DCAB (Dietary Cation Anion Balance). Der Grundgedanke besteht darin, dass nur die Konzentrationen der starken Anionen und Kationen berücksichtigt werden müssen, da sie den größten Effekt auf den Säuren-Basen-Haushalt ausüben. In Abhängigkeit von der Auswahl der einbezogenen Kationen und Anionen sowie möglicher Korrekturfaktoren gibt es verschiedene Formeln zur Kalkulation der DCAB. Das bedeutsamste pH-wirksame Kation ist das Kalium. An zweiter Stelle steht Natrium. Beide wirken in Richtung einer Alkalose, wobei jedoch das Ausmaß der alkalischen Reaktion auch von der in der Ration vorhandenen Menge an starken Anionen bestimmt wird. Hierbei haben Chlorid und Sulfat die größte Bedeutung. Daher wird die DCAB am häufigsten wie folgt berechnet:

DCAB = [K] + [Na] – [Cl] – [S]

Soll die DCAB auf der Basis von Konzentrationsangaben in g/kg TM errechnet werden, so ergibt sich unter Berücksichtigung der Atommassen und der Wertigkeit die nachfolgende Berechnungsformel:

$$\text{DCAB [meq/kg TM]} = (43,5 \times Na + 25,6 \times K) - (28,2 \times Cl + 62,3 \times S) \quad \text{[g/kg TM]}$$

Die Mineralstoffgehalte der Grobfuttermittel sollten für diese Berechnung durch eine chemische Analyse bestimmt werden. Tabellenwerte sind zu ungenau, da besonders S- und Cl-Gehalte stark vom Standort abhängen. Mischrationen sollten in größeren Abständen, zumindest aber nach einem Silagewechsel daraufhin untersucht werden.

Positive DCAB-Werte sprechen für eine mehr alkalisch wirkende Ration. Negative Werte geben einen Überhang an starken Anionen wieder, der mit einer Verschiebung des Säuren-Basen-Haushaltes in die acidotische Richtung verbunden ist. Auf Grund des hohen Kaliumgehaltes der Grobfuttermittel bewegt sich die DCAB in Milchkuhrationen häufig um + 200 meq/kg TM bei einer sehr großen Schwankungsbreite in den weiter positiven Bereich (bis + 600 meq/kg TM).

## Auswahl der sauren Salze

Aus chemischer Sicht gibt es eine Vielzahl möglicher saurer Salze. Zur Vermeidung ungewollter Nebenwirkungen werden aber zur Verfütterung nur Verbindungen eingesetzt, die sich aus Elementen zusammensetzen, die bereits natürlicherweise im Organismus in höheren Konzentrationen vorkommen. Die ansäuernde Wirkung der Salze unterscheidet sich erheblich (siehe Tab. 3).

Wie die Tabelle zeigt, wirken entgegen landläufiger Meinung Chloride nicht generell stärker als Sulfate. Dies gilt nur bei gleichem Kation. Mit dem gleichen Anion wirken Calciumsalze stärker als Magnesiumsalze. Neben der ansäuernden Wirkung sind die sensorischen Eigenschaften zu beachten. Chloride werden auf Grund des schlechten Geschmacks weniger

**Tabelle 3:** *Vergleiche des Wirkungsgrades verschiedener saurer Salze.*
*Die ansäuernde Wirkung nimmt von oben nach unten zu (Absinken der*
*NSBA-Werte, NSBA=Netto-Säuren-Basen-Ausscheidung mit dem Harn)*

| saures Salz | Säuerungsgrad | Besonderheiten |
|---|---|---|
| Magnesiumsulfat (Bittersalz) $MgSO_4$ x 7 $H_2O$ | (+) schwach | - schlechter Geschmack kann, wenn nicht geschützt, die Futteraufnahme senken<br>- Magnesium und Sulfat können unabhängig vom Säuerungseffekt positiv in der Milchfieberprophylaxe wirken |
| Ammoniumsulfat $(NH_4)_2SO_4$ | + mäßig | - relativ teuer |
| Calciumsulfat (Gips) $CaSO_4$ x 2 $H_2O$ | ++ gut | - geschmacksneutral!<br>- nicht ätzend<br>- problemlose Futteraufnahme<br>- Obergrenze für S-Gehalt der Ration beachten<br>- große Unterschiede in der tierindividuellen Reaktion<br>- 10g/kg TM können die DCAB um ~ 116 meq/kg TM senken |
| Magnesiumchlorid $MgCl_2$ x 6 $H_2O$ | ++ gut | - schlechte sensorische Eigenschaften, wenn nicht geschützt |
| Calciumchlorid $CaCl_2$ x 2 $H_2O$ | +++ sehr stark | - schlechter Geschmack<br>- ätzend<br>- Einsatz in geschützter Form (Mikrokapseln), sonst sinkende Futteraufnahme<br>- erhöht den Ca-Gehalt und den Cl-Gehalt der Ration<br>- 10g/kg TM können die DCAB um ~137 meq/kg TM senken |

gut aufgenommen und haben ätzende Eigenschaften. Ammoniumsalze entwickeln nach Wasserkontakt einen unangenehmen Geruch. Auch der Kristallwassergehalt beeinflusst die Eigenschaften der Salze. Die richtige Auswahl des Salzes entscheidet daher mit über den Erfolg von Anionenrationen in der Milchfieberprophylaxe.

Amoniumchlorid ($NH_4Cl$) und Salzsäure haben ähnliche Effekte, jedoch ist ihre Anwendung bei Nutztieren in der EU futtermittelrechtlich nicht zulässig.

Neben der Verwendung von reinen Salzen zur Einmischung in Mischrationen für größere Herden stehen unterschiedliche Fertigprodukte oder Kraftfuttermischungen in pelletierter Form zur Verfügung. Hier muss genau auf die Zusammensetzung geachtet werden. Werden saure Salze bei Kühen in Einzelfütterung als Pulver über die Ration gestreut, ist dafür zu sorgen, dass jede Kuh die ihr zugedachte Menge aufnimmt.

## Kennwerte einer Anionenration

Verschiedene Autoren geben für eine optimale Prophylaxewirkung von Anionenrationen einen zu erzielenden DCAB-Bereich zwischen −50 bis −150 meq/kg TM an. In diesem Bereich ist eine massive Reaktion der Kühe zu erwarten. Neuere Untersuchungen zeigen, dass bei einer DCAB-Absenkung in den Bereich von 0 bis maximal −100 meq/kg TM eine sichere Prophylaxewirkung bei Verminderung von unerwünschten Nebenwirkungen gegeben ist. Die DCAB ist jedoch nur eine Kalkulationsgröße mit einer hohen Unsicherheit und dient in erster Linie zur Planung der Anionenration! Entscheidend für die Wirkung sind die tatsächlich erzielten Effekte am Tier (siehe Erfolgskontrolle in Abschnitt 4.6).

Die **Einsatzdauer** von sauren Salzen sollte mindestens 2 Wochen betragen. Damit entspricht der Einsatzzeitraum für Anionenrationen der Vorbereitungsperiode von Mehrkalbskühen. Da erstkalbende Kühe selten an Milchfieber erkranken, kann bei Färsen auf den Einsatz von sauren Salzen verzichtet werden. Die sauren Salze sollten bis zur Abkalbung gefüttert werden und sind mit der Kalbung abzusetzen. Bei zu starker Acidose oder zu hohen Calcium-Verlusten mit dem Harn, sollten die sauren Salze bereits bis zu 3 Tage vor der Kalbung abgesetzt werden.

Die **Kennwerte einer Anionenration** unterscheiden sich in einigen Punkten von denen konventioneller Vorbereitungsrationen. Da die zugesetzten Salze eine kontrollierte metabolische Acidose auslösen, sollte darauf geachtet werden, dass diese nicht durch eine Pansenacidose oder eine Energieunterversorgung mit nachfolgender Ketoacidose weiter verstärkt wird. Deshalb ist in Anionenrationen der Versorgung mit strukturwirksamer **Rohfaser** und Energie große Aufmerksamkeit zu schenken. Eine

**Rohprotein**überversorgung wirkt alkalisch und ist ebenfalls zu vermeiden, da sie die Wirkung der sauren Salze vermindern kann.

Aufgrund der gesteigerten Calcium-Verluste mit dem Harn, ist der **Calciumgehalt** einer Anionenration auf ca. 10 g/kg TM anzuheben. Das kann den Zusatz von Futterkalk erfordern. 10 g Futterkalk ($CaCO_3$) liefern 4 g Calcium. Als **Magnesiumgehalt** und **Phosphorgehalt** werden für eine Anionenration zwischen 3,5 bis 4,0 g Mg bzw. P/kg TM empfohlen. Der **Natriumgehalt** soll bei 1,2 g/kg TM liegen. Das **Schwefelangebot** soll aus Sicht der Pansenmikroben mindestens 2,2 g/kg TM betragen. Sehr hohe Schwefelgehalte haben dagegen toxische Effekte mit der Folge von Tierverlusten, wobei es große individuelle Unterschiede gibt. Mit maximal 4 g Schwefel / kg TM werden unerwünschte Nebenwirkungen sicher vermieden. Der **Chloridgehalt** darf maximal auf 10 g/kg TM angehoben werden. Darüber hinausgehende Werte gehen mit einer Verminderung der Futteraufnahme einher. Aus diesen Kennwerten lässt sich nach der oben angegebenen DCAB-Gleichung für jeden angestrebten DCAB-Wert der maximal zulässige **Kaliumgehalt** der Ration errechnen. Für eine DCAB von 0 meq/kg TM ergibt sich ein maximaler Kaliumgehalt der Ration von 19 g/kg TM, soll dagegen ein DCAB von −100 meq/kg TM erreicht werden, darf der Kaliumgehalt nur noch bei 15g/kg TM liegen.

Das heißt, nur mit kaliumarmer Fütterung kann durch den Einsatz von Anionenrationen eine metabolische Acidose erreicht werden, um damit die Calcium-Homöostase zu beeinflussen. Höhere Kaliumwerte stellen die Wirkung von sauren Salzen entweder durch eine zu geringe Ansäuerung oder durch eine übermäßige Salzzugabe in Frage. Viele Misserfolge beim Einsatz einer Anionenration sind auf den Irrtum zurückzuführen, dass durch Zusatz von sauren Salzen eine hohe Kaliumlast der Ration durch Mengensteigerung der sauren Salze aufzuheben wäre. Das muss eindeutig verneint werden.

Es ist umgekehrt, günstig für die positive Wirkung einer Anionenration ist ein Kaliumgehalt der Futterration von unter 20g/kg TM. Eine erfolgreiche

Nutzung einer Anionenration setzt die enge Begrenzung des maximalen Kaliumgehaltes der Ration voraus. Dies kann durch den Einsatz extensiv produzierter Anwelksilage, Maissilage und Futterstroh erreicht werden, während der Einsatz von Anwelksilage intensiv gedüngter Flächen, von Luzerne, Melasse und Pansenpufferzusatz auf ein Minimum zu reduzieren ist (siehe Abschnitt 4.1).

## Erfolgskontrolle

Die Analyse der Mineralstoffgehalte und die Berechnung der DCAB dienen in erster Linie der Planung und Kalkulation des Einsatzes saurer Salze. Die Erfolgskontrolle muss am Tier bzw. in der Herde erfolgen.

Für einen erfolgreichen Einsatz spricht eine Häufigkeit von Milchfieber unter 3 % der Abkalbungen der Mehrkalbskühe und eine Häufigkeit von Nachgeburtsverhaltungen unter 5% der Abkalbungen. Wichtig ist die **Beobachtung der Futteraufnahme**. Eine schlechte Futteraufnahme kann durch eine Überdosierung, eine zu lange Salzgabe (über 3 Wochen) oder durch schlechte sensorische Eigenschaften der zugesetzten sauren Salze verursacht werden. Das kann von plötzlichen Todesfällen am Ende der Vorbereitungsperiode oder nach der Abkalbung begleitet werden. Der kritischste Punkt beim Einsatz saurer Salze ist die richtige Dosierung. Bei zu geringer Dosierung bleibt der gewünschte Prophylaxeeffekt aus. Das Hauptproblem einer Überdosierung besteht in der Entwicklung einer zu starken metabolischen Acidose im Blut. Die Kühe reagieren darauf mit einem Rückgang der Futteraufnahme.

Der Energie- und Nährstoffbedarf steigt aber gegen Ende der Trächtigkeit exponential an. Als Folge mobilisieren die Kühe bereits in der Vorbereitungsperiode intensiv Körperfett und entwickeln eine Fettleber mit nachhaltigen Gesundheitsstörungen oder plötzlichen Todesfällen, die durch das Fehlen vorausgehender Krankheitssymptome gekennzeichnet sind. Problematisch ist die starke Streuung der tierindividuellen Reaktion auf die sauren Salze.

Der tatsächlich durch die sauren Salze erreichte Grad der metabolischen Acidose im Blut kann daher nur durch Messgrößen am Tier selbst eingeschätzt werden. Mit dieser Zielstellung hat sich die **Harnuntersuchung** bewährt. Um Harnproben zu gewinnen, kann der Harnabsatz durch Reiben oberhalb des Euteransatzes stimuliert werden. Für die Routinearbeit im Rahmen der Herdenkontrolle durch den Herdenmanager hat sich die Messung des **Harn-pH-Wertes** bewährt.

Diese Kontrolle ist unverzichtbar, sie muss als feste Aufgabe in das Herdenmanagement eingefügt werden und in Abhängigkeit von der Bestandgröße mindestens einmal pro Woche bei mehreren Tieren durchgeführt werden. Einfache pH-Meter stehen als kleine Handgeräte für die Anwendung im Stall zur Verfügung. In der Regel reichen aber auch Papierteststreifen mit einer geeigneten farblichen Spreizung des pH-Wertbereiches zwischen 5 und 8 aus. Als Probanden werden Kühe ausgesucht, die die Anionenration mindestens seit 5 Tagen fressen. Es sollten Tiere bis kurz vor dem Abkalben beprobt werden. Die Richtwerte für die Einzeltierkontrolle sind in Tabelle 4 dargestellt.

Aussagekräftiger als die Bestimmung des pH-Wertes im Harn, ist die Messung der **NSBA (Netto-Säuren-Basen-Ausscheidung)** und der Calciumkonzentration im Harn (siehe Tab. 4).

*Tabelle 4: Richtwerte zur Beurteilung des Effektes einer Anionenration über die Harnuntersuchung von Einzeltieren*

| Bewertung | Harn-pH-Wert | Netto-Säuren-Basen-Ausscheidung mit dem Harn (NSBA) mmol/l | Harn-Ca-Konzentraion mmol/l |
|---|---|---|---|
| **zu alkalisch** Kaliumgehalt unter 15 g/kg TM senken Zu wenig saure Salze? | > 7,8 | > 50 | < 7 |
| **optimal** | 6,2 bis 7,8 | -50 bis 50 | 7 bis 15 |
| **zu sauer** Zu viel saure Salze? Einfluss einer Pansenacidose oder eines Energiedefizits prüfen | < 6,2 | < -50 | > 15 |

Diese umfangreicheren Untersuchungen sind nach einer Änderung der Rationszusammensetzung, insbesondere nach einem Silagewechsel, aber mindestens im Abstand von 2 Monaten durchzuführen. Größere Bestände (über 200 Milchkühe) sollten den Untersuchungsabstand auf einen Monat reduzieren. Erforderlich ist die Einsendung der Harnproben in ein entsprechendes Labor. Handelt es sich dabei um Proben von Einzelkühen, gelten die Referenzwerte aus Tab. 4. Für größere Bestände hat sich die Untersuchung einer Stichprobe von 10 Kühen bewährt.

Zur Kostenreduktion können die 10 Harnproben zu einer Probe gepoolt werden. Dann entspricht der im Labor analysierte Wert dem Stichprobenmittelwert der 10 Probanden. Die Zielwerte für diese Mittelwerte verengen sich für den Harn-pH-Wert auf den Bereich von 7,0 bis 7,7 und für die NSBA auf den Bereich von 0 bis 30 mmol/l. Die NSBA wird berechnet, indem von der Summe der im Harn bestimmten Basen ($Na^+ + K^+ + Ca^{2+} + Mg^{2+} + HCO_3^-$) die Säuren ($Cl^- + SO_4^{2-} + HPO_4^{2-} +$ org. Säuren$+ NH_4^+$) abgezogen werden. Die Angabe der NSBA erfolgt in mmol/Liter. Sie gibt mit hoher Genauigkeit die tatsächlich erreichte Ansäuerung durch die sauren Salze wieder.

Die Harn-Calcium-Konzentration spiegelt das angestrebte Ergebnis einer Anionenration wider. Die gewünschte Aktivierung des Calciumstoffwechsels geht mit einer erhöhten Verfügbarkeit an Calcium einher. Bei den nichtlaktierenden Kühen in der Vorbereitungsperiode wird ein Teil dieses Calciums über die Nieren ausgeschieden, so dass die Calciumkonzentration im Harn ansteigt. Optimal sind Konzentrationen zwischen 7 und 15 mmol Ca/l Harn (siehe Tab. 4).

### Mögliche Komplikationen bei der Anwendung von Anionenrationen

Über die Rationsergänzung mit sauren Salzen soll eine kontrollierte metabolische Acidose ausgelöst werden. Bei zu starker Acidose reagieren Kühe jedoch mit einer Verminderung oder sogar mit dem Einstellen der Futteraufnahme. Da dies ein Risiko für Erkrankungen darstellt, muss eine übermäßige Acidose unbedingt vermieden werden. Der Wechsel von der frühen Trockensteherration zur Vorbereitungsration geht mit einer deutlichen Anhebung der Energiekonzentration mit dem Risiko einer subklinischen Pansenacidose einher. Über die veränderte Pansenfermentation können vermehrt saure Metaboliten in das Blut gelangen und so die durch die DCAB-Absenkung ausgelöste metabolische Acidose weiter verstärken. Genauso kann ein Energiedefizit als Folge verminderter Futteraufnahme die Acidose weiter verstärken, da dann vermehrt Ketonsäuren im Blut zirkulieren.

Für die Wirkung auf den Calciumhaushalt ist die Ursache der Acidose ohne Bedeutung. Ausschlaggebend ist die Summe aller Einflussgrößen auf den Säure-Basen-Haushalt. Das ist ein weiterer Grund, weshalb nicht die DCAB, sondern die über die Harnkontrolle erfassten Werte über die tatsächlich erzielte Acidose, die Prophylaxewirkung einer Anionenration und die möglichen Risiken informieren.

Eine weitere Komplikation folgt bei einem zu geringen Calciumgehalt der Anionenration. Durch die erhöhte Calciumausscheidung mit dem Harn kann der Calciumspiegel im Blut dann zu stark absinken und das Auftreten von festliegenden Kühen gefördert werden.

## Kosten/Aufwand

Bei Einsatz von Anionenrationen zur Prophylaxe von Milchfieber sind Mehrkosten für die sauren Salze zwischen 2,- und 6,- EUR pro Kuh in der Vorbereitungsperiode zu kalkulieren. Hinzu kommen Untersuchungskosten für die Ermittlung der DCAB (30,- bis 50,- EUR/Futtermittel) und der Erfolgskontrolle (NSBA im Harn) in Höhe von ca. 5,- EUR/Probe. Bei der richtigen Anwendung sind keine weiteren spezifischen Prophylaxemaßnahmen notwendig.

**Einsatz von sauren Salzen in Kombination mit anderen Prophylaxemöglichkeiten**

Von einer Anionenration sollte nur dann gesprochen werden, wenn die DCAB unter 0 abgesenkt wird und die Harnproben eine entsprechende Ansäuerung anzeigen. Dies ist durch Zusatz von sauren Salzen nur dann möglich, wenn der Kaliumgehalt der Ration unter 19 g/kg TM liegt. Die Kombination mit anderen hier beschriebenen Milchfiebervorbeugemaßnahmen ist unter Beachtung der Ausführungen im Kapitel 4.6 möglich. Bei einer DCAB über 200 meq/kg TM sollte in jedem Fall auf eine calciumarme Fütterung für die gesamte Trockenstehperiode zurückgegriffen werden und die Calcium-Homöostase über diesen Weg „trainiert" werden.

Bei einer DCAB zwischen 100 und 200 meq/kg TM können die Frühtrockensteher calciumarm gefüttert werden, mit Beginn der Vorbereitungsperiode sollte der Calciumgehalt auf 4g Ca/kg TM steigen. Der Zusatz von Magnesiumsulfat bis zu einem Gesamtgehalt von 4 g Mg/kg TM kann in beiden Fällen einem Magnesium-Mangel (und einem sekundären Calcium-Mangel) vorbeugen (siehe Kapitel 4.2), senkt über das Sulfat die DCAB, hat jedoch in diesem Bereich keinen Effekt auf den pH-Wert.

Rationen mit DCAB-Werten zwischen 0 und 100 meq/kg TM sind schwer zu handhaben. Hier muss das Ergebnis der Harnkontrolle entscheiden, ob bereits eine Acidose vorliegt. In diesem Fall sollt der Calcium-Gehalt der Ration auf mindestens 9 g/kg TM angehoben werden.

Falls keine Acidose vorliegt, kann auf eine bereits bestehende Zulage saurer Salze verzichtet werden, die DCAB wieder über 100 meq/kg TM angehoben werden und das Prophylaxekonzept Calcium-armer Fütterung verfolgt werden (siehe oben).

## Schlussfolgerung

Die Nutzung von sauren Salzen in der Prophylaxe der Gebärparese erfordert ein umfangreiches Fachwissen und stellt hohe Anforderungen an das Fütterungsmanagement. Anionenrationen bzw. saure Salze sollten nur dann eingesetzt werden, wenn die damit verbundenen Anforderungen erfüllt werden können. Ein pauschaler Einsatz ist also nicht sinnvoll.

Auf Grundlage von Futtermittelanalysen muss für eine Herde das geeignete Einsatzkonzept ermittelt werden. Danach kann durch regelmäßige begleitende Harnunterschungen der Effekt der sauren Salze kontrolliert und nachreguliert werden. Als Anionenration wird durch Zusatz von Calciumsulfat und/oder mikroverkapseltem Calciumchlorid eine Senkung der DCAB in den Bereich unter 0 bis – 100 meq/kg TM angestrebt. Der Harn reagiert bei Auswahl von Einzelkühen als Probanden mit einem pH-Wert zwischen 6,2 und 7,8, einer NSBA zwischen 50 und –50 mmol/l und einer Harn-Calciumkonzentration zwischen 7 und 15 mmol/l.

Werden Stichprobentests auf der Basis von n = 10 Kühen durchgeführt, dann gelten für den Mittelwert des Harn-pH ein Zielbereich von 7,0 bis 7,7 und für die NSBA von 0 bis 30 mmol/l. Anionenrationen sind eine vergleichsweise kostengünstige, hochwirksame und sichere Prophylaxestrategie zur Vermeidung von Milchfieber. Die Herdengesundheit kann im Zusammenhang mit dem Auftreten von Milchfieber und Folgeerkrankungen damit nachhaltig verbessert werden.

# 5 Spezielle Maßnahmen am Einzeltier

## 5.1 Vitamin D-Gaben vor der Geburt

### Grundlagen des Vitamin D-Stoffwechsels

Das Vitamin D-Hormonsystem ist ein wichtiger Regulator im Calciumhaushalt. Vitamin D kann entweder mit dem Futter aufgenommen werden oder unter Einwirkung von UV-Licht in der Haut synthetisiert werden. Vitamin D selbst hat jedoch noch keine biologische Wirkung und muss erst durch zwei enzymatische Umwandlungen in das aktive Vitamin-D-Hormon überführt werden (siehe Abb. 5). In der Leber erfolgt zunächst die Umwandlung zu 25(OH)-Vitamin D (= Calcidiol), in der Niere dann die Umwandlung zum aktiven $1,25(OH)_2$-Vitamin D-Hormon (= Calcitriol). Diese Reaktion in der Niere ist

*Abbildung 5: Vitamin D-Stoffwechsel*

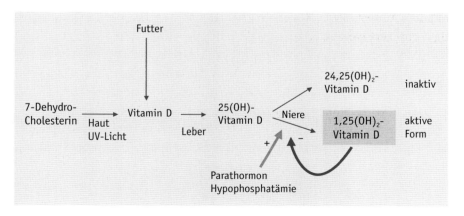

streng reguliert und wird durch Parathormon oder Phosphormangel stimuliert, durch Calcitriol selbst oder einen Anstieg der Phosphorkonzentration im Blut (Hyperphosphatämie) wieder gehemmt. Bei fehlender Stimulation oder bei Überwiegen der hemmenden Signale wird der inaktive Metabolit $24,25(OH)_2$-Vitamin D gebildet.

## Wirkung des Vitamin D-Hormons

Das aktive Vitamin D-Hormon erhöht die Calcium-Absorptionsrate im Magendarmtrakt, vermindert den Calciumverlust mit dem Harn (durch verstärkte Reabsorption in der Niere) und erhöht im Knochen sowohl die schnelle als auch die langsame Form der Ca-Mobilisierung (siehe auch Abb. 2, Kapitel 2).

## Fütterung von Vitamin D

Aufgrund dieser Wirkungen des Vitamin D-Hormons führt auch die Gabe von Vitamin D zumindest anfangs zu einer erhöhten intestinalen Calciumresorption, zur verstärkten Reabsorption von Calcium in den Nieren und zur Mobilisierung von Calcium aus dem Knochen. Der Erfolg der Vitamin D-Gabe ist allerdings auf ein spezielles Zeitfenster beschränkt, da negative Rückkopplungsmechanismen (besonders die Hemmung der Eigensynthese durch das Vitamin D-Hormon selbst!) den Effekt zeitlich begrenzen.

Die Fütterungsempfehlung für Vitamin D liegt bei 10.000 IE /Tag (= 0,25 mg) (GfE 2001) und ist besonders bei Stallhaltung essentiell. Aufgrund vorliegender Studien scheint eine zusätzliche Fütterung von 15 mg $\triangleq$ 600.000 IE 25(OH)-Vitamin /Tag über 3 bis < 10 Tage vor dem (tatsächlichen!) Abkalbetermin die Calciummobilisation zum Zeitpunkt der Geburt verbessern zu können. Höhere Dosen (bis 40 mg/Tag) und eine längere Fütterung (10 Tage) verschlechtern dagegen wieder die Fähigkeit der Kühe, Calcium zu mobilisieren.

## 5.2 Calcium-Gaben um den Abkalbetermin

### Wirkungsweise

Durch die beginnende Milchsekretion wird laufend Calcium aus dem Blutkreislauf entnommen. Der Entzug muss durch Nachlieferung aus dem Futter und aus dem Skelett aufgefüllt werden. Wenn durch die bisher vorgestellten Maßnahmen die Voraussetzungen für diesen Prozess geschaffen bzw. verbessert wurden, liegt es nahe, um den Geburtstermin die Calcium-Versorgung der Kuh zu erhöhen.

In Versuchen konnte mit Calcium-Chlorid die Calcium-Konzentration im Plasma am stärksten erhöht werden. Mit Calcium-Propionat war die Calcium-Konzentration nicht so hoch, die anhaltende Wirkung aber besser.

### Praktische Durchführung

Es werden **Calcium-Formulierungen** zur oralen Eingabe um die Kalbung herum angeboten.

Dabei handelt es sich um mikroverkapseltes Calcium-Chlorid, Calcium-Propionat, Calcium-Carbonat, Calcium-Phosphat und Calcium-Sulfat sowie um Mischungen. Diese gibt es in **flüssiger Form, in Gel-Form oder in Bolusform.** Die Präparate können mit Flaschen, mit Maulspritzen oder mit dem Bolusapplikator verabreicht werden.

Die Dosis beträgt ca. 50 g Calcium und die Gabe sollte maximal vier Mal erfolgen. Die Eingabe kann in folgenden Abständen wiederholt werden:

**1. Eingabe:** 24 Stunden vor der Geburt
**2. Eingabe:** direkt nach dem Abkalben
**3. Eingabe:** 12 Stunden nach dem Abkalben
**4. Eingabe:** 24 Stunden nach dem Abkalben.

Calcium-Chlorid in Gelform wirkt nicht so gut wie Calcium-Chlorid in Salz-Form, birgt aber nicht das Risiko von Schleimhautverätzungen und von metabolischen Acidosen. Bei der Anwendung sollten die Hinweise zur Dosierung und zur Verabreichung beachtet werden.

## Kosten/Aufwand

Calcium-Formulierungen zum Eingeben kosten ca. 15,- EUR pro Kuh (4 Flaschen à 0,5 Liter).

## Kombination mit anderen Konzepten

Ca-Gaben um die Geburt herum können mit dem Vitamin D-Konzept oder K-armer Fütterung gut kombiniert werden. Sie können auch mit allen anderen Prophylaxemaßnahmen kombiniert werden. Sie sind empfehlenswert für die Prophylaxe von Einzelkühen mit einem bekannten erhöhten Erkrankungsrisiko (alte Kühe, Vorbericht bereits in vorhergehender Laktation an Gebärparese erkrankt, hohe Milchleistung).

# 6 Gehalte von Kationen und Anionen in gebräuchlichen Futtermitteln

In Tabelle 5 sind die Gehalte an Mengenelementen und die daraus kalkulierten Kationen-Anionen-Bilanzen (DCAB) für wichtige Futtermittel zusammengestellt. Weitere Informationen können entsprechenden Futtermitteltabellen entnommen werden.

**Tabelle 5:** *Mittlere Gehalte an Mengenelementen sowie die kalkulierte Kationen-Anionen-Bilanz (DCAB) – Angaben je kg Trockenmasse*

| Futtermittel | Ca g | P g | Na g | Mg g | K g | Cl g | S g | DCAB meq |
|---|---|---|---|---|---|---|---|---|
| Ackerbohnen | 1,4 | 5,8 | 0,2 | 1,2 | 15,0 | 1,3 | 2,0 | 231 |
| Biertrebersilage | 3,4 | 6,0 | 0,3 | 2,1 | 2,7 | 0,5 | 1,5 | -25 |
| CCM | 0,4 | 3,2 | 0,2 | 1,1 | 4,8 | 0,7 | 2,8 | -63 |
| Erbsen | 1,0 | 4,7 | 0,2 | 1,4 | 11,4 | 0,7 | 2,3 | 139 |
| Feldgras, jung | 6,0 | 4,2 | 0,9 | 1,7 | 33,0 | 5,6 | 2,6 | 564 |
| Feldgrassilage, mittel | 5,7 | 3,6 | 0,9 | 1,7 | 30,0 | 6,0 | 2,5 | 482 |
| Futterraps | 13,8 | 3,5 | 1,7 | 1,5 | 38,0 | 11,6 | 6,7 | 302 |
| Futterrüben (Gehaltsrüben) | 2,0 | 2,7 | 3,3 | 2,1 | 27,3 | 10,0 | 1,5 | 467 |
| Gerste | 0,7 | 3,9 | 0,2 | 1,3 | 5,0 | 1,1 | 1,6 | 6 |
| GPS Gerste, 50 % Kornanteil | 2,9 | 3,1 | 0,4 | 1,1 | 9,0 | 5,6 | 2,0 | -33 |
| GPS Weizen, 50 % Kornanteil | 2,4 | 2,9 | 0,1 | 1,3 | 12,4 | 2,5 | 1,6 | 154 |
| Grassilage 1. Schnitt, mittel | 5,9 | 3,8 | 1,5 | 2,0 | 29,0 | 8,0 | 2,5 | 426 |
| Grünmais, mittel | 2,5 | 2,4 | 0,1 | 1,2 | 14,0 | 5,7 | 1,1 | 133 |
| Hafer | 1,2 | 3,7 | 0,2 | 1,1 | 4,0 | 1,0 | 2,3 | -60 |
| Heu, gut | 5,2 | 3,6 | 0,6 | 1,7 | 20,0 | 7,8 | 2,1 | 187 |
| Heu, mittel | 4,8 | 3,1 | 0,6 | 1,7 | 19,0 | 7,8 | 2,1 | 162 |
| Heu, überständig | 4,5 | 2,8 | 0,6 | 1,7 | 18,0 | 7,8 | 2,1 | 136 |
| Kartoffel, frisch | 0,4 | 2,7 | 0,3 | 0,9 | 21,4 | 2,9 | 1,8 | 366 |

| Futtermittel | Ca g | P g | Na g | Mg g | K g | Cl g | S g | DCAB meq |
|---|---|---|---|---|---|---|---|---|
| Kartoffelpülpe, siliert | 1,9 | 1,3 | 0,1 | 1,2 | 13,2 | 2,4 | 0,7 | 231 |
| Kleegras-Heu | 10,2 | 3,1 | 0,7 | 1,8 | 24,0 | 4,7 | 1,6 | 413 |
| Leinextraktionsschrot | 4,0 | 9,7 | 1,0 | 5,7 | 10,0 | 1,0 | 4,2 | 10 |
| Luzerneheu, 1. Aufwuchs, in der Knospe | 14,7 | 2,8 | 1,0 | 2,9 | 23,7 | 6,5 | 2,6 | 305 |
| Mais | 0,5 | 3,2 | 0,2 | 1,1 | 3,4 | 0,7 | 1,7 | -30 |
| Maiskleberfutter | 1,2 | 9,1 | 2,4 | 4,3 | 13,8 | 2,2 | 3,7 | 165 |
| Maiskleberfuttersilage | 0,3 | 7,7 | 2,7 | 3,5 | 12,5 | 2,1 | 2,6 | 216 |
| Maissilage, mittel | 2,5 | 2,4 | 0,2 | 1,2 | 14,0 | 1,7 | 0,9 | 263 |
| Melasse, Zuckerrüben | 2,2 | 0,3 | 8,8 | 0,3 | 48,3 | 9,9 | 3,1 | 1.147 |
| Melasseschnitzel | 7,8 | 0,8 | 2,1 | 1,5 | 15,6 | 1,2 | 6,0 | 80 |
| Melasseschnitzel, zuckerarm | 11,7 | 0,9 | 1,0 | 1,3 | 6,7 | 1,2 | 6,0 | -193 |
| Pressschnitzelsilage | 13,6 | 1,4 | 0,9 | 2,3 | 4,1 | 1,4 | 2,2 | -32 |
| Rapsextraktionsschrot, 00-Typ | 9,0 | 14,0 | 0,5 | 5,7 | 15,6 | 0,3 | 7,4 | -48 |
| Rapssaat, 00-Typ | 5,0 | 7,5 | 0,5 | 3,0 | 9,1 | 0,2 | 4,5 | -31 |
| Roggen | 0,6 | 3,5 | 0,1 | 1,2 | 5,6 | 1,1 | 1,1 | 46 |
| Rotkleegras, jung | 10,5 | 3,5 | 0,8 | 2,4 | 32,0 | 8,0 | 1,0 | 566 |
| Sojaextraktionsschrot, 44 % XP | 3,4 | 7,3 | 0,2 | 3,1 | 24,4 | 0,4 | 4,8 | 323 |
| Sojaextraktionsschrot, schalenreich | 3,8 | 7,2 | 0,3 | 3,5 | 23,8 | 0,4 | 4,7 | 317 |
| Stroh, Weizen | 2,9 | 0,9 | 0,9 | 0,9 | 10,5 | 3,6 | 1,8 | 94 |
| Triticale | 0,5 | 4,3 | 0,1 | 1,1 | 5,3 | 1,0 | 1,5 | 18 |
| Weide, Frühjahr, mittel | 6,2 | 4,0 | 1,0 | 2,0 | 30,0 | 8,9 | 2,6 | 399 |
| Weißklee, blühend | 15,1 | 3,6 | 1,9 | 2,8 | 24,0 | 6,4 | 2,8 | 342 |
| Weizen | 0,5 | 3,8 | 0,1 | 1,3 | 5,0 | 0,9 | 1,5 | 14 |
| Zuckerrüben | 2,4 | 1,7 | 0,7 | 1,7 | 9,0 | 4,0 | 0,4 | 121 |
| **Beispiele für Mineralfutter (Herstellerangaben)** – Angaben je kg Mineralfutter | | | | | | | | |
| Anionisches Mineralfutter A | 140 | 20 | 20 | 100 | | 120 | 125 | -11.100 |
| Anionisches Mineralfutter B | 150 | 30 | | 70 | | | 130 | -8.000 |
| Mineralfutter Trockensteher | 20 | 60 | 75 | 150 | | 117 | | |
| Mineralfutter calciumreich | 200 | 25 | 100 | 40 | | 156 | | |

Quelle: DLG Futterwerttabelle ergänzt um Angaben aus CVB 2005, NRC 2001; Angaben LWK NRW

# Abkürzungen

| | |
|---|---|
| BCS | Body Condition Score |
| bXS | beständige Stärke |
| DCAB | Dietry Cation Anion Balance |
| IE | Internationale Einheit(en) |
| meq | Millimol equivalent per Liter |
| mmol | Millimol |
| NSBA | Netto-Säuren-Basen-Ausscheidung |
| nXP | nutzbares Rohprotein |
| RNB | Ruminale N-Bilanz |
| SW | Strukturwert |
| TM | Trockenmasse |
| TMR | Totale-Misch-Ration |
| XS | Stärke |
| XZ | Zucker |

# Weiterführende Literatur

GOFF, J.P and R.L. HORST (1993): Calcium salts for treating hypocalcemia: carrier effects, acid-base balance, and oral versus rectal administration. Journal of Dairy Science 76: 101

GOFF, J.P. u. R.L. HORST (1997): Effects of the addition of Potassium or Sodium, but not Calcium, to prepartum rations in milk fever in dairy cows. Journal of Dairy Science 80: 176-186.

GOFF, J.P. (2007): The etiology and prevention of milk fever and subclinical hypocalcemia. Proceedings of 13th International Conference "Production diseases in farm animals", Leipzig, July 29th

GRABHERR, HILDE; SPOLDERS, M.; FLACHOWSKY, G.; FÜRLL, M. (2008): Einfluss von Zeolith A auf die Futteraufnahme von trockenstehenden Milchkühen, auf den Mengen- und Spurenelementstoffwechsel im peripartalen Zeitraum sowie auf die Milchleistung in der folgenden Laktation. Berl. Münch. Tierärztl. Wochenschr. 121, Heft 1/2, 41-52.

GRABHERR, HILDE; SPOLDERS, M.; FÜRLL, M.; FLACHOWSKY, G. (2009): Effect of several doses of zeolite A on feed intake, energy metabolism and on mineral metabolism in dairy cows around calving. J. Anim. Phys. Anim. Nutr. 93: 221-236.

GRABHERR, HILDE; SPOLDERS, M.; LEBZIEN, P.; HÜTHER, LIANE; FLACHOWSKY, G.; FÜRLL, M.; GRÜN, M. (2009): Effect of several doses of zeolite A on rumen fermentation and phosphorus metabolism in dairy cows. Arch. Anim. Nutr., 63 (4), 321-336.

JILG, T. (2006): Trockensteherfütterung mit Extensivheu im Vergleich zu Mischrationen. Tagungsunterlage Forum angewandte Forschung in der Rinder- und Schweinefütterung. S. 64 -68.

KOSMOL A. (2007). Einfluss der oralen Supplementierung von 25(OH) D3 auf die Calcium-mobilisierungsfähigkeit bei nicht laktierenden Kühen. Dissertation Freie Universität Berlin.

LEAN IJ, DeGARIS PJ, McNEILL DM und BLOCK E (2006). Hypocalcemia in Dairy Cows: Meta-analysis and Dietary Cation Anion Difference Theory revisited. Journal of Dairy Science 89: 669-684.

MENARD L. und THOMPSON, A. (2007): Milk fever and alert downer cows: does hypophosphatemis affect the treatment response?, Can Vet J 2007, 48: 487-491

SHAPPELL, N.W., J.H. HERBEIN, L.S. DEFTOS, and R.J. ATELLO: Effects of dietary calcium and age on parathyroid hormone, calcitonin and serum and milk minerals in the peripaturient dairy cow. Journal of Nutrition 117: 201.

SPOLDERS, M.; GRABHERR, HILDE; FLACHOWSKY, G.; DÄNICKE, S.; FÜRLL, M. (2010): Zeolith A – eine wirksame Alternative zur Prophylaxe der Gebärparese. Tierärztl. Umschau 65, 271-276.

STAUFENBIEL, R., LÖPTIEN, A., MONTAG, N., PASSFELD, M., GOEBBELS, M. (2004): Aktualisierte Empfehlungen zur Anwendung von Anionen-Rationen (saure Salze) zur Prophylaxe der Hypokalzämie (Gebärparese) der Milchkuh.

8. Symposium „Fütterung und Management von Kühen mit hohen Leistungen", Neuruppin, 28.10.2004, Tagungsbericht 2004, Seite 121 bis 169, ISBN 3-00-01 5977-0

THILSING-HANSEN, T.; JOERGENSEN, R.J.; ENEMARK, J.M.D.; LARSEN, T. (2002): The effect of Zeolite A supplementation in the dry period on periparturient calcium, phosphorus, and magnesium homeostasis. Journal of Dairy Science 85:1855-1862.

THILSING-HANSEN, T.; JOERGENSEN, R.J.; ENEMARK, J.M.D.; ZELVYTE, R.; SEDEREVICINS, A. (2003): The effect of Zeolite A supplementation in the dry period on blood mineral status around calving. Acta Vet. Scand., Suppl. 97:87-95.

MARTIN-TERESO, J.; GONZALEZ, A.; VAN LAAR, H.; BURBANO, L.; PEDROSA, M. M.; MULDER, K.; DEN HARTOG, L.A.; VERSTEGEN, M.W.A. (2009): In situ ruminal degradation of phytic acid in formaldehyde-treated rice bran. J. Animal Feed Science and Technology 152, 286-297

MARTIN-TERESO J (2010) Rumen-protected rice bran to induce adaptation of calcium metabolism in dairy cows. Thesis, Wageningen University

# Anhang

## Rationsbeispiele

Grundsätzlich ist bei der Rationsgestaltung neben einer Nährstoff- und Energiebedarfsdeckung besonderer Wert auf die Einstellung einer möglichst milchfieberreduzierenden DCAB in Kombination mit einem entsprechenden Kalziumgehalt zu legen.

Da der Übergang von „Gesund" zu „Krank" immer fließend ist und sich niemals nach einer bestimmten Zahl oder einem festgelegten Wert richtet – das gilt für die DCAB gleichermaßen wie für den Kalium- oder Kalziumgehalt –, sollen die hier vorgestellten Rationen lediglich einen Anhaltspunkt liefern, sich an die Problematik „heranzutasten". Das gilt besonders für die Interpretation der jeweiligen DCAB der Ration mit der dann eingestellten Calciumversorgung.

*Tabelle A1: Für die Rationsberechnung unterstellter Bedarf an Spurenelementen und Vitaminen (mg/kg Trockenmasse bzw. IE/Tag)*

| | trockenstehende Kühe |
|---|---|
| **Spurenelementbedarf:** mg/kg TM | |
| Eisen | 50 |
| Kobalt | 0,20 |
| Kupfer | 10 |
| Mangan | 50 |
| Zink | 50 |
| Jod | 0,50 |
| Selen | 0,20 |
| **Vitaminbedarf:** IE/Tag | |
| Vitamin A | 70.000 |
| Vitamin D | 10.000 |
| Vitamin E | 745 |

# I.

Im Folgenden werden die Auswirkungen einzelner Vorbeugestrategien für die Phase des Frühtrockenstehens (siehe Rationen 1–26) und der 2–3 wöchigen Vorbereitungszeit vor dem Abkalben (siehe Rationen 1–15) anhand konkreter Rationen und deren Veränderungen aufgezeigt.

*Tabelle A2: Für die Rationsbeispiele eingesetzte Futtermittel – Mineralfutter*

| Parameter | Einheit | Mineralfutter für Trockensteher | Mineralfutter für laktierende Kühe 12/10/10/3 | Futterkalk 40 |
|---|---|---|---|---|
| TM-Gehalt | % | 95 | 95 | 93 |
| XA | g/kg TM | 903 | 903 | |
| Ca | g/kg TM | | 126 | 430 |
| P | g/kg TM | 63 | 105 | |
| Na | g/kg TM | 105 | 100 | |
| K | g/kg TM | | | |
| Mg | g/kg TM | 95 | 31,6 | |
| Cu | mg/kg TM | 1.263 | 1.390 | |
| Zn | mg/kg TM | 6.315 | 5.560 | |
| Fe | mg/kg TM | 1.111 | 1.110 | |
| Se | mg/kg TM | 52 | 52 | |
| Co | mg/kg TM | 26,3 | 27,8 | |
| I | mg/kg TM | 52 | 52 | |
| Mn | mg/kg TM | 4.210 | 4.440 | |
| S | g/kg TM | 4 | 4 | |
| Cl | g/kg TM | 160 | 160 | |
| Vit A | IE/kg TM | 842.105 | 842.110 | |
| Vit D | IE/kg TM | 210.520 | 84.210 | |
| Vit E | IE/kg TM | 2.105 | 1.050 | |
| DCAB | meq/kg TM | -194 | -412 | |

**Tabelle A3:** *Für die Rationsbeispiele eingesetzte Futtermittel –*
*Gras-\* und Maissilagen*

| Parameter | Einheit | Grassilage 1. Schnitt | | | | | Maissilage |
|---|---|---|---|---|---|---|---|
| | | K mittel | | Ca normal | | | |
| | | Ca niedrig | Ca hoch | K niedrig | K mittel | K hoch | |
| TM-Gehalt | % | 37,1 | 37,1 | 37,1 | 37,1 | 37,1 | 33,1 |
| XA | g/kg TM | 100 | 100 | 100 | 100 | 100 | 41 |
| Energie | MJ NEL /kg TM | 6,26 | 6,26 | 6,26 | 6,26 | 6,26 | 6,71 |
| XP | g/kg TM | 166 | 166 | 166 | 166 | 166 | 75 |
| nXP | g/kg TM | 139 | 139 | 139 | 139 | 139 | 133 |
| UDP | % | 15 | 15 | 15 | 15 | 15 | 25 |
| RNB | g/kg TM | 4,3 | 4,3 | 4,3 | 4,3 | 4,3 | -9,2 |
| Rohfaser | g/kg TM | 255 | 255 | 255 | 255 | 255 | 185 |
| ADF | g/kg TM | 288 | 288 | 288 | 288 | 288 | 158 |
| NDF | g/kg TM | 464 | 464 | 464 | 464 | 464 | 343 |
| SW | | 2,99 | 2,99 | 2,99 | 2,99 | 2,99 | 1,57 |
| Stärke | g/kg TM | | | | | | 335 |
| Zucker | g/kg TM | 42 | 42 | 42 | 42 | 42 | 6 |
| XL | g/kg TM | 33 | 33 | 33 | 33 | 33 | 36 |
| Ca | g/kg TM | **3,6** | **8** | **5,1** | **5,1** | **5,1** | **1,4** |
| P | g/kg TM | 3,5 | 3,5 | 3,5 | 3,5 | 3,5 | 2,3 |
| Na | g/kg TM | 2,7 | 2,7 | 2,7 | 2,7 | 2,7 | 0,2 |
| K | g/kg TM | **27** | **27** | **20** | **27** | **35** | **12** |
| Mg | g/kg TM | 2 | 2 | 2 | 2 | 2 | 1,1 |
| Cu | mg/kg TM | 5,8 | 5,8 | 5,8 | 5,8 | 5,8 | 2,8 |
| Zn | mg/kg TM | 40 | 40 | 40 | 40 | 40 | 33 |
| Fe | mg/kg TM | 408 | 408 | 408 | 408 | 408 | 340 |
| Se | mg/kg TM | 0,01 | 0,01 | 0,01 | 0,01 | 0,01 | 0,1 |
| Co | mg/kg TM | 0,03 | 0,03 | 0,03 | 0,03 | 0,03 | 0,02 |
| I | mg/kg TM | | | | | | |
| Mn | mg/kg TM | 133 | 133 | 133 | 133 | 133 | 29 |
| S | g/kg TM | 2,6 | 2,6 | 2,6 | 2,6 | 2,6 | 1,1 |
| Cl | g/kg TM | 10,9 | 10,9 | 10,9 | 10,9 | 10,9 | 7,4 |
| Vit E | IE/kg TM | 115 | 115 | 115 | 115 | 115 | 50 |
| DCAB | meq/kg TM | 339 | 339 | 160 | 339 | 544 | 39 |

\* die Grassilagen unterscheiden sich lediglich im K-, bzw. Ca-Gehalt, aber nicht in den Nährstoff- und
Energiekonzentrationen

*Tabelle A4:* Für die Rationsbeispiele eingesetzte Futtermittel – Heu* und Stroh

| Parameter | Einheit | Weizenstroh | Heu | Heu Kalium-arm |
|---|---|---|---|---|
| TM-Gehalt | % | 86 | 86 | 86 |
| XA | g/kg TM | 78 | 78 | 78 |
| Energie | MJ NEL /kg TM | 3,5 | 5,32 | 5,32 |
| XP | g/kg TM | 37 | 106 | 106 |
| nXP | g/kg TM | 76 | 118 | 118 |
| UDP | % | 45 | 20 | 20 |
| RNB | g/kg TM | -6,2 | -1,9 | -1,9 |
| Rohfaser | g/kg TM | 429 | 294 | 294 |
| ADF | g/kg TM | 502 | 364 | 364 |
| NDF | g/kg TM | 809 | 614 | 614 |
| SW | | 4,3 | 3,68 | 3,68 |
| Stärke | g/kg TM | | | |
| Zucker | g/kg TM | | 81 | 81 |
| XL | g/kg TM | 13 | 24 | 24 |
| Ca | g/kg TM | 3,1 | 4,5 | 4,5 |
| P | g/kg TM | 0,8 | 3 | 3 |
| Na | g/kg TM | 1,3 | 2 | 2 |
| K | g/kg TM | 10 | 25 | 20 |
| Mg | g/kg TM | 1 | 1,8 | 1,8 |
| Cu | mg/kg TM | 7,9 | 4 | 4 |
| Zn | mg/kg TM | 39 | 25 | 25 |
| Fe | mg/kg TM | 291 | 90 | 90 |
| Se | mg/kg TM | | 0,02 | 0,02 |
| Co | mg/kg TM | 0,06 | 0,03 | 0,03 |
| I | mg/kg TM | 0,55 | | |
| Mn | mg/kg TM | 64 | 102,5 | 102,5 |
| S | g/kg TM | 2 | 2,5 | 2,5 |
| Cl | g/kg TM | 8,6 | 10,9 | 10,9 |
| Vit E | IE/kg TM | | 10 | 10 |
| DCAB | meq/kg TM | -54 | 264 | 136 |

* die beiden Heuarten unterscheiden sich lediglich im K-Gehalt, aber nicht in den Nährstoff- und Energiekonzentrationen

*Tabelle A5:* Für die Rationsbeispiele eingesetzte Futtermittel –
Kraftfutterkomponenten

| Parameter | Einheit | Raps-extraktions-schrot | Soja-extraktions-schrot | geschütztes Sojaextrak-tionsschrot | Weizen | Melassierte Trocken-schnitzel |
|---|---|---|---|---|---|---|
| TM-Gehalt | % | 89 | 89 | 87,5 | 88 | 90 |
| XA | g/kg TM | 77 | 69 | 57 | 19 | 54 |
| Energie | MJ NEL /kg TM | 7,31 | 8,43 | 8,57 | 8,51 | 7,43 |
| XP | g/kg TM | 399 | 485 | 503 | 138 | 99 |
| nXP | g/kg TM | 219 | 298 | 440 | 172 | 156 |
| UDP | % | 25 | 35 | 65 | 20 | 45 |
| RNB | g/kg TM | 29 | 30 | 9,1 | -5 | -9 |
| Rohfaser | g/kg TM | 131 | 93 | 51 | 29 | 205 |
| ADF | g/kg TM | 202 | 89 | 90 | 33 | 270 |
| NDF | g/kg TM | 303 | 149 | 165 | 127 | 412 |
| SW | | 0,29 | 0,23 | 0,24 | -0,11 | 0,45 |
| Stärke | g/kg TM | 65 | 65 | 42 | 662 | |
| Zucker | g/kg TM | 80 | 106 | 97 | 33 | 68 |
| XL | g/kg TM | 25 | 17 | 17 | 20 | 9 |
| Ca | g/kg TM | 8,3 | 4 | 2,5 | 0,8 | 9,1 |
| P | g/kg TM | 12,3 | 6,9 | 6,3 | 4 | 1 |
| Na | g/kg TM | 0,2 | 0,2 | 0,1 | 0,1 | 1,3 |
| K | g/kg TM | 14,3 | 23,4 | 23 | 4,9 | 5,1 |
| Mg | g/kg TM | 4,4 | 3 | 3 | 1,2 | 3 |
| Cu | mg/kg TM | 7,7 | 19,1 | 26,29 | 4,6 | 7,8 |
| Zn | mg/kg TM | 67,9 | 58,4 | 48 | 30,2 | 15,5 |
| Fe | mg/kg TM | 682 | 242 | 230 | 62 | 557 |
| Se | mg/kg TM | | 0,25 | 0,25 | 0,1 | 0,25 |
| Co | mg/kg TM | 0,22 | 0,25 | 0,25 | 0,1 | 0,33 |
| I | mg/kg TM | 0,67 | 0,58 | 0,58 | 0,36 | 1,01 |
| Mn | mg/kg TM | 80 | 45,8 | 45,8 | 34,8 | 62,2 |
| S | g/kg TM | 16,3 | 4,8 | 5 | 0,5 | 1,2 |
| Cl | g/kg TM | 0,3 | 0,5 | 0,5 | 0,8 | 1,1 |
| Vit E | IE/kg TM | 28 | 6 | | 34 | |
| DCAB | meq/kg TM | -650 | 295 | 268 | 79 | 80 |

**Tabelle A6:** *Für die Rationsbeispiele eingesetzte Futtermittel –*
*Anionische (saure) Salze*

| Parameter | Einheit | saures Salz | |
|---|---|---|---|
| | | $CaSO_4$ (mit Vitamin E) | $CaCl_2$ |
| TM-Gehalt | % | 98 | 98 |
| XA | g/kg TM | 950 | 950 |
| Ca | g/kg TM | 179 | 284 |
| S | g/kg TM | 97 | |
| Cl | g/kg TM | | 505 |
| Vit E | IE/kg TM | 3.800 | |
| DCAB | meq/kg TM | -6.050 | -14.250 |

## Rationen 1–4

Ration Nr. 1 stellt eine einfache Trockensteherration dar, die jedoch weder im Hinblick auf eine am Energie- und Nährstoffbedarf orientierte Fütterung, noch im Hinblick auf die Prophylaxe von Milchfieber geeignet ist. Die erste Strategie muss daher der Anpassung der Energie- und Proteinversorgung dienen (siehe Rationen 2 und 3). Zudem wird versucht den zu hohen Kaliumgehalt zu senken (siehe Rationen 2–4).

### Ration 1
- durch den alleinigen Einsatz einer Grassilage vom 1. Schnitt werden Früh-Trockensteher energetisch und eiweißseitig überversorgt
- der K-Gehalt und damit die DCAB der Ration sind sehr hoch, der Ca-Gehalt aber wünschenswert niedrig

### Ration 2
- durch den Einsatz von 1,9 kg TM Stroh und die entsprechende Reduzierung der Grassilagemenge werden die Energie- und Eiweißversorgung zwar abgesenkt, sind aber immer noch etwas zu hoch
- der K-Gehalt und damit die DCAB der Ration sind gegenüber der Ration 1 verringert, aber immer noch sehr hoch

### Ration 3
- durch den Einsatz einer kleinen Menge an Maissilage, aber der weiteren Anhebung der Strohmenge auf 2,3 kg TM kann die geforderte Energie- und Eiweißversorgung der Früh-Trockensteher erreicht werden
- der K-Gehalt und damit die DCAB der Ration nehmen weiterhin ab, sind aber immer noch sehr hoch, da die Ration an sich grasbetont bleibt

### Ration 4
- die Maissilagemenge ist gegenüber der Ration 3 weiter angehoben worden, zwangsläufig musste damit auch die Strohmenge auf nun 2,5 kg TM erhöht werden
- der K-Gehalt und damit die DCAB der Ration nehmen weiterhin ab, bleiben aber hoch

*Tabelle A7.1: Rationsbeispiele für Früh-Trockensteher*

| Futtermittel | Einheit | Ration 1 | Ration 2 | Ration 3 | Ration 4 |
|---|---|---|---|---|---|
| Grassilage 1. Schnitt, K mittel, Ca niedrig | kg TM/Tag | 11,4 | 9,5 | 8,1 | 7 |
| Weizenstroh | kg TM/Tag | | 1,9 | 2,3 | 2,5 |
| Maissilage | kg TM/Tag | | | 1 | 1,9 |
| Mineralfutter für Trockensteher | kg TM/Tag | 0,1 | 0,1 | 0,1 | 0,1 |
| **Rationseckparameter** | | | | | |
| Futteraufnahme | kg TM/Tag | 11,5 | 11,5 | 11,5 | 11,5 |
| TM-Gehalt | % | 37,3 | 41,2 | 41,6 | 41,6 |
| Energiegehalt gesamt | MJ NEL /kg TM | **6,3** | **5,8** | 5,7 | 5,7 |
| XP | % | **16,5** | **14,3** | 13,1 | 12,1 |
| nXP | g/kg TM | **138** | **127** | 125 | 123 |
| RNB | g/kg TM | 49 | 29 | 11 | -3 |
| Rohfaser | % der TM | 25,3 | 28,2 | 28,1 | 27,9 |
| strukturierte Rohfaser | % der TM | 25,3 | 28,2 | 27,7 | 27,1 |
| Zucker + Stärke | % | 4,2 | 3,5 | 5,9 | 8,2 |
| Fett | % | 3,3 | 2,9 | 2,9 | 2,9 |
| Ca | g/Tag | 41 | 40 | 38 | 36 |
| P | g/Tag | 46 | 41 | 39 | 37 |
| Na | g/Tag | 41 | 39 | 36 | 33 |
| Mg | g/Tag | 32 | 30 | 29 | 28 |
| Zn | mg/Tag | 1.088 | 1.086 | 1.078 | 1.072 |
| Mn | mg/Tag | 1.937 | 1.806 | 1.675 | 1.567 |
| Cu | mg/Tag | 192 | 196 | 194 | 192 |
| Se | mg/Tag | 5 | 5 | 5 | 5 |
| Co | mg/Tag | 3 | 3 | 3 | 3 |
| J | mg/Tag | 5 | 6 | 6 | 7 |
| S | g/Tag | 30 | 29 | 27 | 26 |
| K in TM | % | **2,68** | **2,4** | 2,21 | 2,06 |
| DCAB | meq/kg TM | **334** | **269** | 230 | 199 |

## Rationen 5–8

Ration 5 stellt zunächst die gleiche Ausgangssituation wie Ration 1 dar, jedoch ist die eingesetzte Grassilage durch höhere Leguminosen- und Kräuteranteile im Calciumgehalt deutlich höher. Die zusätzliche Strategie muss daher auf eine Absenkung des Calciumgehaltes zielen. Die in den Rationen 2–4 bereits vorgenommenen Maßnahmen senken auch den Calciumgehalt (siehe Rationen 6–8).

### Ration 5

- im Gegensatz zur Ration 1 weist die Grassilage bei gleichen Nährstoff- und Energiekonzentrationen und gleichem K-Gehalt nun aber einen hohen Ca-Gehalt auf
- durch den alleinigen Einsatz einer Grassilage vom 1. Schnitt werden Früh-Trockensteher energetisch und eiweißseitig überversorgt
- der K-Gehalt und damit die DCAB der Ration und der Ca-Gehalt sind sehr hoch

### Ration 6

- siehe Bemerkung zu Ration 2
- der K-Gehalt und damit die DCAB der Ration sind gegenüber der Ration verringert, aber immer noch sehr hoch, der Ca-Gehalt bleibt auf einem sehr hohen Niveau

### Ration 7

- siehe Bemerkung zu Ration 3
- der K-Gehalt und damit die DCAB der Ration nehmen weiterhin ab, sind aber immer noch sehr hoch, da die Ration an sich grasbetont bleibt
- der Ca-Gehalt ist gegenüber der Ration 5 und 6 verringert, aber immer noch deutlich oberhalb der Bedarfsdeckung

### Ration 8

- siehe Bemerkung zu Ration 4
- der K-Gehalt und damit die DCAB der Ration nehmen weiterhin ab, bleiben aber hoch

- der Ca-Gehalt der Ration überschreitet weiterhin die Bedarfsdeckung (diese Kombination aus zwar abgesenkten aber immer noch zu hohen Kalium- und Calciumgehalten führt noch nicht zu einer befriedigenden DCAB und erfordert weitere Schritte)

*Tabelle A7.2: Rationsbeispiele für Trockensteher*

| Futtermittel | Einheit | Ration 5 | Ration 6 | Ration 7 | Ration 8 |
|---|---|---|---|---|---|
| Grassilage 1. Schnitt, K mittel, Ca hoch | kg TM/Tag | 11,4 | 9,5 | 8,1 | 7 |
| Weizenstroh | kg TM/Tag | | 1,9 | 2,3 | 2,5 |
| Maissilage | kg TM/Tag | | | 1 | 1,9 |
| Mineralfutter für Trockensteher | kg TM/Tag | 0,1 | 0,1 | 0,1 | 0,1 |
| **Rationseckparameter** | | | | | |
| Futteraufnahme | kg TM/Tag | 11,5 | 11,5 | 11,5 | 11,5 |
| TM-Gehalt | % | 37,3 | 41,2 | 41,6 | 41,6 |
| Energiegehalt gesamt | MJ NEL /kg TM | **6,3** | **5,8** | 5,7 | 5,7 |
| XP | % | **16,5** | **14,3** | 13,1 | 12,1 |
| nXP | g/kg TM | **138** | **127** | 125 | 123 |
| RNB | g/kg TM | 49 | 29 | 11 | -3 |
| Rohfaser | % der TM | 25,3 | 28,2 | 28,1 | 27,9 |
| strukturierte Rohfaser | % der TM | 25,3 | 28,2 | 27,7 | 27,1 |
| Zucker + Stärke | % | 4,2 | 3,5 | 5,9 | 8,2 |
| Fett | % | 3,3 | 2,9 | 2,9 | 2,9 |
| Ca | g/Tag | **91** | **82** | **73** | 66 |
| P | g/Tag | 46 | 41 | 39 | 37 |
| Na | g/Tag | 41 | 39 | 36 | 33 |
| Mg | g/Tag | 32 | 30 | 29 | 28 |
| Zn | mg/Tag | 1.088 | 1.086 | 1.078 | 1.072 |
| Mn | mg/Tag | 1.937 | 1.806 | 1.675 | 1.567 |
| Cu | mg/Tag | 192 | 196 | 194 | 192 |
| Se | mg/Tag | 5 | 5 | 5 | 5 |
| Co | mg/Tag | 3 | 3 | 3 | 3 |
| I | mg/Tag | 5 | 6 | 6 | 7 |
| S | g/Tag | 30 | 29 | 27 | 26 |
| K in TM | % | **2,68** | **2,4** | **2,21** | 2,06 |
| DCAB | meq/kg TM | **334** | **269** | **230** | 199 |

## Rationen 9–12

Die Rationen 9–12 sind identisch mit den Rationen 1–4 sowie 5–8, jedoch wird die Strategie, den Kaliumgehalt zu senken, weiter dadurch ausgebaut, dass an Stelle intensiv gedüngter Grassilagen, eine für Trockensteher besser geeignete Kalium-arme Grassilage von extensiv gedüngten Flächen eingesetzt wird.

### Ration 9
- durch den alleinigen Einsatz einer Grassilage vom 1. Schnitt werden Früh-Trockensteher energetisch und eiweißseitig überversorgt (siehe Ration 1 und 5)
- der K-Gehalt der Ration ist nicht mehr so hoch wie bei den Rationen 1 und 5, da hier eine Grassilage eingesetzt wurde, die K-arm ist; damit reduziert sich die DCAB gegenüber den Rationen 1 und 5 deutlich und stellt in Kombination zu dem zwar leicht oberhalb des Bedarfes liegenden Ca-Gehalt der Ration kein großes Milchfieberproblem dar

### Ration 10
- siehe Bemerkungen zu Ration 2
- der K-Gehalt und damit die DCAB der Ration werden weiter abgesenkt und erweisen sich in Kombination mit dem Ca-Gehalt der Ration als günstig

### Ration 11
- siehe Bemerkungen zu Ration 3
- der K-Gehalt und damit die DCAB der Ration nehmen weiterhin ab (und erreichen jetzt einen Wert, bei dem die Ca-Versorgung möglicherweise leicht angehoben werden müsste, vorausgesetzt, die Milchfieberprophylaxe würde bereits bei den Früh-Trockenstehern beginnen)

### Ration 12
- siehe Bemerkungen zu Ration 4
- der K-Gehalt und damit die DCAB der Ration nehmen weiterhin ab (und erreichen jetzt einen Wert, bei dem die Ca-Versorgung möglicherweise leicht angehoben werden müsste, vorausgesetzt, die Milchfieberprophylaxe würde bereits bei den Früh-Trockenstehern beginnen)

*Tabelle A7.3:* Rationsbeispiele für Trockensteher

| Futtermittel | Einheit | Ration 9 | Ration 10 | Ration 11 | Ration 12 |
|---|---|---|---|---|---|
| **Grassilage 1. Schnitt, Ca normal, K niedrig** | kg TM/Tag | 11,4 | 9,5 | 8,1 | 7 |
| Weizenstroh | kg TM/Tag | | 1,9 | 2,3 | 2,5 |
| Maissilage | kg TM/Tag | | | 1 | 1,9 |
| Mineralfutter für Trockensteher | kg TM/Tag | 0,1 | 0,1 | 0,1 | 0,1 |
| **Rationseckparameter** | | | | | |
| Futteraufnahme | kg TM/Tag | 11,5 | 11,5 | 11,5 | 11,5 |
| TM-Gehalt | % | 37,3 | 41,2 | 41,6 | 41,6 |
| Energiegehalt gesamt | MJ NEL /kg TM | **6,3** | **5,8** | 5,7 | 5,7 |
| XP | % | **16,5** | **14,3** | 13,1 | 12,1 |
| nXP | g/kg TM | **138** | **127** | 125 | 123 |
| RNB | g/kg TM | 49 | 29 | 11 | -3 |
| Rohfaser | % der TM | 25,3 | 28,2 | 28,1 | 27,9 |
| strukturierte Rohfaser | % der TM | 25,3 | 28,2 | 27,7 | 27,1 |
| Zucker + Stärke | % | 4,2 | 3,5 | 5,9 | 8,2 |
| Fett | % | 3,3 | 2,9 | 2,9 | 2,9 |
| Ca | g/Tag | 58 | 54 | 50 | **46** |
| P | g/Tag | 46 | 41 | 39 | 37 |
| Na | g/Tag | 41 | 39 | 36 | 33 |
| Mg | g/Tag | 32 | 30 | 29 | 28 |
| Zn | mg/Tag | 1.088 | 1.086 | 1.078 | 1.072 |
| Mn | mg/Tag | 1.937 | 1.806 | 1.675 | 1.567 |
| Cu | mg/Tag | 192 | 196 | 194 | 192 |
| Se | mg/Tag | 5 | 5 | 5 | 5 |
| Co | mg/Tag | 3 | 3 | 3 | 3 |
| I | mg/Tag | 5 | 6 | 6 | 7 |
| S | g/Tag | 30 | 29 | 27 | 26 |
| K in TM | % | 1,98 | 1,82 | 1,71 | 1,63 |
| DCAB | meq/kg TM | 157 | 121 | 103 | 90 |

### Rationen 13–16

In den Rationen 13–16 ist die Ausgangslage dadurch verändert, dass ein Grassilagetyp mit mittlerem Kalium- und mittlerem Calciumgehalt verwendet wird. Die Maßnahmen des partiellen Austausches dieser Grassilage gegen anderen Komponenten wie in Rationen 2–4, 6–8 und 10–12 reichen auch hier nicht aus, um zu einer befriedigenden DCAB zu kommen.

#### Ration 13
- durch den alleinigen Einsatz einer Grassilage vom 1. Schnitt werden Früh-Trockensteher energetisch und eiweißseitig überversorgt (wie Rationen 1, 5 und 9)
- der K-Gehalt und damit die DCAB der Ration sind identisch mit Ration 1 und Ration 5 und sehr hoch, der Ca-Gehalt aber höher als bei Ration 1, da die hier eingesetzte Grassilage einen höheren Ca-Gehalt aufweist als die Grassilage in Ration 1

#### Ration 14
- durch den Einsatz von 1,9 kg TM Stroh und die entsprechende Reduzierung der Grassilagemenge werden die Energie- und Eiweißversorgung zwar abgesenkt, sind aber immer noch etwas zu hoch (wie Ration 2)
- der K-Gehalt und damit die DCAB der Ration und der Ca-Gehalt sind gegenüber der Ration 13 verringert, aber immer noch sehr hoch

#### Ration 15
- durch den Einsatz einer kleinen Menge an Maissilage, aber der weiteren Anhebung der Strohmenge auf 2,3 kg TM kann die geforderte Energie- und Eiweißversorgung der Früh-Trockensteher erreicht werden (wie Ration 3)
- der K-Gehalt und damit die DCAB der Ration nehmen weiterhin ab, sind aber immer noch sehr hoch, da die Ration an sich grasbetont bleibt; in Kombination mit dieser hohen DCAB ist die bedarfsüberschreitende Ca-Versorgung ungünstig

## Ration 16

- die Maissilagemenge ist gegenüber der Ration 15 weiter angehoben worden, zwangsläufig musste damit auch die Strohmenge auf nun 2,5 kg TM erhöht werden (wie Ration 4)
- der K-Gehalt und damit die DCAB der Ration nehmen weiterhin ab, bleiben aber insgesamt hoch
- der Ca-Gehalt der Ration ist zwar ebenfalls abgesenkt worden, überschreitet die Bedarfsdeckung aber immer noch

**Tabelle A7.4:** *Rationsbeispiele für Trockensteher*

| Futtermittel | Einheit | Ration 13 | Ration 14 | Ration 15 | Ration 16 |
|---|---|---|---|---|---|
| Grassilage 1. Schnitt, Ca normal, K mittel | kg TM/Tag | 11,4 | 9,5 | 8,1 | 7 |
| Weizenstroh | kg TM/Tag | | 1,9 | 2,3 | 2,5 |
| Maissilage | kg TM/Tag | | | 1 | 1,9 |
| Mineralfutter für Trockensteher | kg TM/Tag | 0,1 | 0,1 | 0,1 | 0,1 |
| **Rationseckparameter** | | | | | |
| Futteraufnahme | kg TM/Tag | 11,5 | 11,5 | 11,5 | 11,5 |
| TM-Gehalt | % | 37,3 | 41,2 | 41,6 | 41,6 |
| Energiegehalt gesamt | MJ NEL /kg TM | **6,3** | **5,8** | 5,7 | 5,7 |
| XP | % | **16,5** | **14,3** | 13,1 | 12,1 |
| nXP | g/kg TM | **138** | **127** | 125 | 123 |
| RNB | g/kg TM | 49 | 29 | 11 | -3 |
| Rohfaser | % der TM | 25,3 | 28,2 | 28,1 | 27,9 |
| strukturierte Rohfaser | % der TM | 25,3 | 28,2 | 27,7 | 27,1 |
| Zucker + Stärke | % | 4,2 | 3,5 | 5,9 | 8,2 |
| Fett | % | 3,3 | 2,9 | 2,9 | 2,9 |
| Ca | g/Tag | 58 | 54 | 50 | 46 |
| P | g/Tag | 46 | 41 | 39 | 37 |
| Na | g/Tag | 41 | 39 | 36 | 33 |
| Mg | g/Tag | 32 | 30 | 29 | 28 |
| Zn | mg/Tag | 1.088 | 1.086 | 1.078 | 1.072 |
| Mn | mg/Tag | 1.937 | 1.806 | 1.675 | 1.567 |
| Cu | mg/Tag | 192 | 196 | 194 | 192 |
| Se | mg/Tag | 5 | 5 | 5 | 5 |
| Co | mg/Tag | 3 | 3 | 3 | 3 |
| I | mg/Tag | 5 | 6 | 6 | 7 |
| S | g/Tag | 30 | 29 | 27 | 26 |
| K in TM | % | **2,68** | **2,4** | 2,21 | 2,06 |
| DCAB | meq/kg TM | **334** | **269** | 230 | 199 |

**Rationen 17–20**

In den Rationen 17–20 ist die Ausgangslage noch ungünstiger durch den höheren Calciumgehalt der eingesetzten Grassilage. Die DCAB kann nicht hinreichend gesenkt werden.

*Ration 17*
- durch den alleinigen Einsatz einer Grassilage vom 1. Schnitt werden Früh-Trockensteher energetisch und eiweißseitig überversorgt (wie Ration 1)
- der K-Gehalt dieser Grassilage ist sehr hoch, damit ergibt sich ein sehr hoher K-Gehalt und DCAB-Wert dieser Ration

*Ration 18*
- siehe Bemerkung zu Ration 2
- der K-Gehalt und damit die DCAB der Ration und der Ca-Gehalt sind gegenüber der Ration 17 zwar verringert, aber immer noch sehr hoch

*Ration 19*
- siehe Bemerkung zu Ration 3
- der K-Gehalt und damit die DCAB der Ration nehmen weiterhin ab, sind aber immer noch sehr hoch

*Ration 20*
- siehe Bemerkung zu Ration 4
- auch wenn der K-Gehalt und damit die DCAB der Ration weiterhin abnehmen, bleiben sie sehr hoch

*Tab. A7.5:* Rationsbeispiele für Trockensteher

| Futtermittel | Einheit | Ration 17 | Ration 18 | Ration 19 | Ration 20 |
|---|---|---|---|---|---|
| **Grassilage 1. Schnitt, Ca normal, K hoch** | kg TM/Tag | 11,4 | 9,5 | 8,1 | 7 |
| Weizenstroh | kg TM/Tag | | 1,9 | 2,3 | 2,5 |
| Maissilage | kg TM/Tag | | | 1 | 1,9 |
| Mineralfutter für Trockensteher | kg TM/Tag | 0,1 | 0,1 | 0,1 | 0,1 |
| **Rationseckparameter** | | | | | |
| Futteraufnahme | kg TM/Tag | 11,5 | 11,5 | 11,5 | 11,5 |
| TM-Gehalt | % | 37,3 | 41,2 | 41,6 | 41,6 |
| Energiegehalt gesamt | MJ NEL /kg TM | **6,3** | **5,8** | 5,7 | 5,7 |
| XP | % | **16,5** | **14,3** | 13,1 | 12,1 |
| nXP | g/kg TM | **138** | **127** | 125 | 123 |
| RNB | g/kg TM | 49 | 29 | 11 | -3 |
| Rohfaser | % der TM | 25,3 | 28,2 | 28,1 | 27,9 |
| strukturierte Rohfaser | % der TM | 25,3 | 28,2 | 27,7 | 27,1 |
| Zucker + Stärke | % | 4,2 | 3,5 | 5,9 | 8,2 |
| Fett | % | 3,3 | 2,9 | 2,9 | 2,9 |
| Ca | g/Tag | 58 | 54 | 50 | 46 |
| P | g/Tag | 46 | 41 | 39 | 37 |
| Na | g/Tag | 41 | 39 | 36 | 33 |
| Mg | g/Tag | 32 | 30 | 29 | 28 |
| Zn | mg/Tag | 1.088 | 1.086 | 1.078 | 1.072 |
| Mn | mg/Tag | 1.937 | 1.806 | 1.675 | 1.567 |
| Cu | mg/Tag | 192 | 196 | 194 | 192 |
| Se | mg/Tag | 5 | 5 | 5 | 5 |
| Co | mg/Tag | 3 | 3 | 3 | 3 |
| I | mg/Tag | 5 | 6 | 6 | 7 |
| S | g/Tag | 30 | 29 | 27 | 26 |
| K in TM | % | **3,47** | **3,06** | **2,77** | **2,55** |
| DCAB | meq/kg TM | **537** | **439** | **374** | **324** |

### Rationen 21–26

In den Rationen 21–26 wird als zentrale Rationskomponente an Stelle von Grassilage Heu verwendet. Während bei alleiniger Verfütterung von „normalem Heu" und der Kombination mit etwas Kraftfutter noch relativ hohe DCAB-Werte resultieren, gelingt es durch den Einsatz von Extensivheu in Kombination mit Kraftfutter bzw. mit Kraftfutter und Maissilage den DCAB-Wert in einen gewünschten Bereich abzusenken.

#### Ration 21
- durch den alleinigen Einsatz von Heu werden Früh-Trockensteher energetisch und eiweißseitig leicht unterversorgt
- da der K-Gehalt von Heu oft (je nach Erntezeitpunkt und Düngungsintensität) nicht deutlich unterhalb dem von Grassilagen liegen muss, ergibt sich bei alleiniger Heufütterung ein ebenfalls sehr hoher K-Gehalt und DCAB-Wert dieser Ration

#### Ration 22
- durch den Einsatz von je 0,6 kg TM Rapsextraktionsschrot und Weizenstroh und einer entsprechenden Reduzierung der Heumenge werden die Energie- und Eiweißversorgung wünschenswert angehoben
- der K-Gehalt und damit die DCAB der Ration sind gegenüber der Ration 21 verringert, aber immer noch sehr hoch

#### Ration 23
- da hier extensives Heu zum Einsatz kommt, muss mit 0,7 kg TM Rapsschrot und 0,6 kg TM Weizen die notwendige  Energie- und Eiweißversorgung sichergestellt werden
- da der K-Gehalt von diesem extensiven Heu niedriger ist, wird letztlich auch der K-Gehalt und DCAB-Wert dieser Ration gegenüber der Ration 22 deutlich abgesenkt
- da der Ca-Gehalt bei dieser niedrigen DCAB ebenfalls niedrig ist, könnte er gegebenenfalls (das heißt wenn schon eine leichte Acidose vorliegt, vergleiche Kapitel 4.6.5 Harnanalyse) mit Futterkalk angehoben werden (siehe Ration 24)

*Ration 25*

- durch den Einsatz von 2,5 kg TM Maissilage und 1 kg Rapsschrot und die entsprechende Reduzierung der Heumenge werden die Energie- und Eiweißversorgung noch etwas angehoben
- der K-Gehalt und damit die DCAB der Ration sind gegenüber aller anderen Rationen stark verringert
- da der Ca-Gehalt bei dieser niedrigen DCAB ebenfalls niedrig ist, könnte er gegebenenfalls (das heißt wenn schon eine leichte Acidose vorliegt, vergleiche Kapitel 4.6.5 Harnanalyse) mit Futterkalk angehoben werden (siehe Ration 26)

Die Rationen 17 bis 19 weisen die insgesamt höchsten K-Gehalte und DCAB-Werte überhaupt aus.

Die aufgrund der Energie- und Eiweißüberversorgung für Früh-Trockensteher nicht zu empfehlenden Rationen sind: 1, 2, 5, 6, 9, 10, 13, 14, 17 und 18; die Ration 21 ist aufgrund der Energie- und Eiweißunterversorgung für Früh-Trockensteher ebenfalls nicht zu empfehlen.

Deutlich besser sind diesbezüglich die Rationen: 3, 4, 7, 8, 11, 12, 15, 16, 19 und 20. Gleiches gilt auch im Hinblick auf die Milchfieberproblematik, auch wenn diese speziell erst bei Rationen für die Transitkühe in den Mittelpunkt rückt.

Grundsätzlich eignen sich Rationen aus Gras-, Maissilage und (~ 20 % Stroh) bzw. Heu und Maissilage oder extensivem Heu mit etwas Kraftfutter gut für eine bedarfsdeckende und nicht übermäßig K-reiche Fütterung von Früh-Trockenstehern.

*Tabelle A7.6:* Rationsbeispiele für Trockensteher

| Futtermittel | Einheit | Ration 21 | Ration 22 | Ration 23 | Ration 24 | Ration 25 | Ration 26 |
|---|---|---|---|---|---|---|---|
| Maissilage | kg TM/Tag | | | | | 2,5 | 2,5 |
| Rapsex. | kg TM/Tag | | 0,6 | 0,7 | 0,7 | 1 | 1 |
| Weizen | kg TM/Tag | | 0,6 | 0,6 | 0,6 | | |
| **Heu** | kg TM/Tag | 11,5 | 10,2 | | | | |
| **Heu extensiv** | kg TM/Tag | | | 10,2 | 10,2 | 8 | 8 |
| Mineralfutter für Trockensteher | kg TM/Tag | 0,1 | 0,14 | 0,14 | 0,14 | 0,12 | 0,12 |
| Futterkalk 40 | kg TM/Tag | | | | 0,09 | | 0,12 |
| **Rationseckparameter** | | | | | | | |
| Futteraufnahme | kg TM/Tag | 11,6 | 11,5 | 11,6 | 11,7 | 11,6 | 11,7 |
| TM-Gehalt | % | 86,1 | 86,4 | 86,4 | 86,4 | 64,2 | 64,4 |
| Energiegehalt gesamt | MJ NEL /kg TM | **5,3** | 5,5 | 5,5 | 5,5 | 5,7 | 5,7 |
| XP | % | **10,5** | 12,2 | 12,4 | 12,3 | 12,3 | 12,2 |
| nXP | g/kg TM | **117** | 125 | 126 | 125 | 129 | 127 |
| RNB | g/kg TM | -22 | -5 | -2 | -2 | -10 | -10 |
| Rohfaser | % der TM | 29,1 | 26,8 | 26,7 | 26,5 | 25,3 | 25,1 |
| strukturierte Rohfaser | % der TM | 29,1 | 26 | 25,8 | 25,6 | 23,2 | 23 |
| Zucker + Stärke | % | 8 | 11,5 | 11,6 | 11,5 | 14,2 | 14 |
| Fett | % | 2,4 | 2,4 | 2,4 | 2,3 | 2,6 | 2,6 |
| Ca | g/Tag | **52** | 51 | 52 | 92 | 48 | 99 |
| P | g/Tag | 41 | 49 | 50 | 50 | 50 | 50 |
| Na | g/Tag | 34 | 35 | 35 | 35 | 29 | 29 |
| Mg | g/Tag | 30 | 35 | 35 | 35 | 33 | 33 |
| Zn | mg/Tag | 919 | 1198 | 1205 | 1205 | 1108 | 1108 |
| Mn | mg/Tag | 1600 | 1704 | 1712 | 1712 | 1478 | 1478 |
| Cu | mg/Tag | 172 | 225 | 226 | 226 | 198 | 198 |
| Se | mg/Tag | 5 | 8 | 8 | 8 | 6 | 6 |
| Co | mg/Tag | 3 | 4 | 4 | 4 | 4 | 4 |
| I | mg/Tag | 5 | 8 | 8 | 8 | 7 | 7 |
| S | g/Tag | 29 | 36 | 38 | 38 | 40 | 40 |
| K in TM | % | **2,48** | **2,31** | 1,86 | 1,85 | 1,76 | 1,74 |
| DCAB | meq/kg TM | **260** | **201** | 81 | 81 | 44 | 43 |

### Ration 1–4

Nachfolgend wird ausgehend von einer Standard-Ration, die jedoch ein hohes Milchfieberrisiko birgt, die Strategie und der Effekt des Einsatzes von sauren Salzen demonstriert (siehe Ration 1–4). Ferner wird die Kraftfuttermenge und -zusammensetzung variiert.

#### Ration 1

- durch den alleinigen Einsatz einer Grassilage mit sehr hohem K-Gehalt ergibt sich eine ebenfalls sehr hohe K-Versorgung und damit ein starker Kationenüberhang (DCAB: 421 meq/kg TM!)
- in Kombination mit der bedarfsüberschreitenden Ca-Versorgung besteht eine große Milchfiebergefahr

#### Ration 2

- Milchfiebergefahr durch Ration 1 wird verringert durch den Einsatz eines sauren Salzes
- mit einer maximal möglichen Einsatzmenge von 400 g $CaSO_4$ (sonst Gefahr der Futteraufnahmeverweigerung) kann die DCAB abgesenkt und damit der alkalotische Zustand im Tier verringert werden; die DCAB erreicht aber noch keinen Wert < 0
- mit diesem sauren Salz ($CaSO_4$) wurde zusätzlich Ca mit in die Ration gebracht, so dass die Ca-Versorgung nun auf 120 g/Tag angehoben wird, ohne dass die DCAB negativ ist; das stellt ebenfalls eine Milchfiebergefahr dar
- in einem solchen Fall, wenn der Kationenüberhang zwar abgemildert werden kann aber noch kein Anionenüberhang erreicht wird, sollte das eingesetzte saure Salz nicht noch zusätzlich Ca liefern (in diesem Fall wäre $MgSO_4$ vorteilhafter)
- auch ist mit diesem eingesetzten sauren Salz auf der Basis von Sulfat der S-Gehalt der Gesamtration auf > 4g/kg TM angestiegen, wodurch sich das Risiko toxischer Effekte erhöht; bei hohen S-Gehalten der Ausgangsration ist eher ein saures Salz auf der Basis von Chlor zu empfehlen

- da mit 400 g saurem Salz die Energiedichte der Ration verringert wird, musste der Kraftfutteranteil geringfügig angehoben werden, um wenigstens 6,5 MJ NEL/kg TM zu erreichen

### Ration 3

- Ration 2 wird nur dahingehend verändert, als dass die Grassilagemenge um 1 kg TM verringert, zeitgleich die Kraftfuttermenge um 1 kg TM erhöht wird
- der K-Gehalt und damit der Kationenüberhang werden nochmals etwas abgemildert, die DCAB bleibt aber positiv
- die Ca-Versorgung dürfte insgesamt bei dieser DCAB immer noch etwas zu hoch sein
- das Problem aufgrund des zu hohen S-Gehaltes der Ration bleibt bestehen

### Ration 4

- Ration 3 wird lediglich mit einem anderen sauren Salz (diesmal $CaCl_2$) versetzt
- hier reicht die Menge von 260 g aus, um die DCAB < 0 zu senken
- die Ca-Versorgung ist bei dieser negativen DCAB wünschenswert

*Tabelle A8.1:* Rationsbeispiele für Vorbereitungskühe

| Futtermittel | Einheit | Ration 1 | Ration 2 | Ration 3 | Ration 4 |
|---|---|---|---|---|---|
| Grassilage 1. Schnitt, Ca normal, K hoch | kg TM/Tag | 8 | 7,1 | 6 | 6 |
| Rapsextraktionsschrot | kg TM/Tag | | 0,44 | 0,53 | 0,53 |
| Weizen | kg TM/Tag | 1,76 | 1,76 | 2,11 | 2,11 |
| Trockenschnitzel1) | kg TM/Tag | 0,9 | 0,99 | 1,62 | 1,62 |
| Mineralfutter für Trockensteher | kg TM/Tag | 0,12 | 0,12 | 0,12 | 0,12 |
| saures Salz $CaSO_4$ | kg TM/Tag | | 0,39 | 0,39 | |
| saures Salz $CaCl_2$ | kg TM/Tag | | | | 0,25 |
| **Rationseckparameter** | | | | | |
| Futteraufnahme | kg TM/Tag | 10,8 | 10,8 | 10,8 | 10,6 |
| TM-Gehalt | % | 43,7 | 46,5 | 50,1 | 49,8 |
| Energiegehalt gesamt | MJ NEL /kg TM | 6,7 | 6,5 | 6,6 | 6,7 |
| XP | % | 15,4 | 15,7 | 15,4 | 15,6 |
| nXP | g/kg TM | 144 | 143 | 145 | 147 |
| RNB | g/kg TM | 18 | 26 | 16 | 16 |
| Rohfaser | % der TM | 21,1 | 19,6 | 18,5 | 18,7 |
| strukturierte Rohfaser | % der TM | 18,9 | 16,8 | 14,2 | 14,4 |
| Zucker + Stärke | % | 15 | 15,3 | 17,7 | 17,9 |
| Fett | % | 2,9 | 2,7 | 2,5 | 2,5 |
| Ca | g/Tag | **50** | **120** | 121 | 121 |
| P | g/Tag | 43 | 46 | 45 | 45 |
| Na | g/Tag | 36 | 33 | 31 | 31 |
| Mg | g/Tag | 32 | 37 | 37 | 36 |
| Zn | mg/Tag | 1145 | 1141 | 1123 | 1123 |
| Mn | mg/Tag | 1686 | 1608 | 1520 | 1520 |
| Cu | mg/Tag | 213 | 212 | 213 | 213 |
| Se | mg/Tag | 7 | 7 | 7 | 7 |
| Co | mg/Tag | 4 | 4 | 4 | 4 |
| I | mg/Tag | 8 | 8 | 9 | 9 |
| S | g/Tag | 23 | 66 | 66 | 28 |
| K in TM | % | 2,72 | 2,48 | 2,19 | 2,22 |
| DCAB | meq/kg TM | **421** | 129 | 76 | -28 |

1) ohne Melassezusatz

## Rationen 6–9

Ausgehend von 2 unterschiedlichen Grassilagen wird der Einsatz von höheren Mengen Maissilage, eines Trockensteher-Mineralfutters und von sauren Salzen auf die Rationseigenschaften im Hinblick auf das Milchfieberrisiko dargestellt (siehe Rationen 5–9).

### *Ration 5*
- diese Ration stellt eine Teil-Mischration (nahe TMR) von laktierenden Kühen dar, wie sie häufig auch im Transitbereich eingesetzt werden; d. h. diese Ration enthält das Mineralfutter für laktierende Kühe und zusätzlich Futterkalk
- Hauptbestandteil der Ration ist eine sehr K-reiche Grassilage, ergänzt mit 1,63 kg TM Maissilage
- solche Rationen überschreiten i.d.R. den Eiweißbedarf von Transitkühen und wirken in Richtung Alkalose, wodurch eine Milchfiebergefahr begünstigt wird
- die Kombination DCAB: 192 meq/kg TM mit der bedarfsüberschreitenden Ca-Versorgung deutet auf eine Milchfiebergefahr hin
- keine ausreichende Vitaminversorgung bei einer Aufnahme von nur 70 g des Mineralfutters

### *Ration 6*
- Ration 5 wurde mit 400 g saurem Salz $CaSO_4$ versehen
- damit wird die DCAB negativ und die Ca-Versorgung gewünscht auf > 100 g/Tag erhöht
- etwas geringe Mg-Versorgung
- der mit diesem eingesetzten schwefelhaltigen Salz weiterhin angestiegene S-Gehalt der Ration kann ein Risiko für die Tiergesundheit darstellen; bei hohen S-Gehalten der Ausgangsration ist eher ein saures Salz auf der Basis von Chlor zu wählen
- keine ausreichende Vitaminversorgung bei einer Aufnahme von nur 70 g des Mineralfutters

## Ration 7

- diese Ration besteht aus einer Grassilage mit mittlerem K-Gehalt, einer Maissilage, der entsprechenden Kraftfuttermenge und einem Trockenstehermineral
- durch die Kombination der K-armen Maissilage mit der nicht extrem K-reichen Grassilage ergibt sich eine DCAB von 152 meq/kg TM, die mit der niedrigen Ca-Versorgung dieser Ration keine große Milchfiebergefahr bedeuten dürfte

## Ration 8

- der Maissilageanteil dieser Ration ist höher als der Grassilageanteil
- zwar ist die eingesetzte Grassilage sehr K-reich, der K-Gehalt wird aber insgesamt durch den Maisanteil deutlich reduziert
- die notwendige Eiweißergänzung findet hauptsächlich durch Rapsextraktionsschrot statt (hat eine negative DCAB)
- durch diese Kombination – hoher Maisanteil + hauptsächlich Raps - statt Sojaextraktionsschrot – wird die DCAB gewünscht niedrig (127 meq/kg TM)
- da in diesem Fall aber ein Ca-freies Trockenstehermineral eingesetzt wurde, könnte der Ca-Gehalt der Ration (38 g/Tag) möglicherweise zu niedrig sein und angehoben werden müssen (siehe Ration 9)

*Tabelle A8.2: Rationsbeispiele für Vorbereitungskühe*

| Futtermittel | Einheit | Ration 5 | Ration 6 | Ration 7 | Ration 8 | Ration 9 |
|---|---|---|---|---|---|---|
| Grassilage 1. Schnitt, K mittel, Ca niedrig | kg TM/Tag | | | 4,8 | | |
| Grassilage 1. Schnitt, Ca normal, K hoch | kg TM/Tag | 4,9 | 4,9 | | 3 | 3 |
| Maissilage | kg TM/Tag | 1,63 | 1,63 | 3 | 5,5 | 5,5 |
| Rapsextraktionsschrot | kg TM/Tag | 1,07 | 1,07 | 0,53 | 1 | 1 |
| Sojaextraktionsschrot | kg TM/Tag | | | 0,36 | 0,5 | 0,5 |
| geschütztes Sojaschrot | kg TM/Tag | 0,38 | 0,38 | | | |
| Weizen | kg TM/Tag | 1,44 | 1,44 | 1,5 | 0,2 | 0,2 |
| Trockenschnitzel | kg TM/Tag | 1,47 | 1,47 | 0,45 | 0,5 | 0,5 |
| Mineralfutter für Trockensteher | kg TM/Tag | | | 0,12 | 0,12 | 0,12 |
| Mineralfutter für laktierende Kühe, 12/10/10/3 | kg TM/Tag | 0,07 | 0,07 | | | |
| Futterkalk 40 | kg TM/Tag | 0,03 | 0,03 | | | 0,07 |
| saures Salz CaSO$_4$ | kg TM/Tag | | 0,39 | | | |
| **Rationseckparameter** | | | | | | |
| Futteraufnahme | kg TM/Tag | 11 | 11,4 | 10,8 | 10,8 | 10,9 |
| TM-Gehalt | % | 47,5 | 48,3 | 42,5 | 39,6 | 39,8 |
| Energiegehalt gesamt | MJ NEL /kg TM | 6,9 | 6,7 | 6,8 | 6,7 | 6,7 |
| XP | % | 17,3 | 16,7 | 15,4 | 15,1 | 15 |
| nXP | g/kg TM | 162 | 156 | 150 | 150 | 150 |
| RNB | g/kg TM | 20 | 20 | 8 | 1 | 1 |
| Rohfaser | % der TM | 18,7 | 18,1 | 18,8 | 19,1 | 19 |
| strukturierte Rohfaser | % der TM | 13,4 | 13 | 15,2 | 14,1 | 14 |
| Zucker + Stärke | % | 18,8 | 18,2 | 22,6 | 22,2 | 22,1 |
| Fett | % | 2,7 | 2,6 | 3 | 3,1 | 3,1 |
| Ca | g/Tag | 73 | 143 | 33 | 38 | 68 |
| P | g/Tag | 50 | 50 | 47 | 48 | 48 |
| Na | g/Tag | 22 | 22 | 27 | 23 | 23 |
| Mg | g/Tag | 26 | 30 | 31 | 31 | 31 |
| Zn | mg/Tag | 768 | 768 | 1158 | 1170 | 1170 |
| Mn | mg/Tag | 1215 | 1215 | 1370 | 1205 | 1205 |
| Cu | mg/Tag | 160 | 160 | 209 | 206 | 206 |
| Se | mg/Tag | 4 | 4 | 7 | 7 | 7 |
| Co | mg/Tag | 3 | 3 | 4 | 4 | 4 |
| I | mg/Tag | 6 | 6 | 8 | 8 | 8 |
| S | g/Tag | 37 | 75 | 28 | 34 | 34 |
| K in TM | % | 2,01 | 1,94 | 1,78 | 1,85 | 1,84 |
| DCAB | meq/kg TM | 192 | -22 | 152 | 127 | 126 |

**Rationen 10–15**

Die Rationen 10, 12 und 14 sind durch unterschiedliche Grobfutteranteile und -qualitäten charakterisiert. Die DCAB ist positiv aber durch den Einsatz von Trockenstehmineralfutter vertretbar. Allerdings reicht die Calciumversorgung für die letzten Tage vor dem Abkalben nicht mehr aus. Sie wird in den Rationen 11, 13 und 15 durch entsprechende Futterkalk-Gaben angehoben.

*Ration 10*

- diese Ration besteht zur Hälfte aus Mais- und Grassilage und einem Trockenstehermineral
- die Grassilage hat einen mittlerem K-Gehalt
- die Eiweißergänzung wurde ausschließlich mit Rapsextraktionsschrot vorgenommen
- mit dieser Kombination aus einer K-armen Maissilage mit der nicht extrem K-reichen Grassilage lässt sich die DCAB auf 110 meq/kg TM einstellen; hierfür dürfte die niedrige Ca-Versorgung nicht ausreichen und möglicherweise eine Milchfiebergefahr bedeuten → 110 g Futterkalkzulage erhöht die Ca-Versorgung durch diese Ration dann auf gewünscht 77 g/Tag (siehe Ration 11)

*Ration 11* (siehe Ration 10)

*Ration 12*

- diese Ration besteht hauptsächlich aus einer K-armen Grassilage mit etwas Maissilage, einem Trockenstehermineral und ebenfalls wieder ausschließlich Rapsextraktionsschrot als Eiweißkraftfutterkomponente
- mit dieser Kombination lassen sich der K-Gehalt und damit die DCAB sogar noch weiter absenken als bei Ration 10
- bei dieser niedrigen DCAB von 66 meq/kg TM ist die niedrige Ca-Versorgung nicht ausreichend und deutet wieder auf eine mögliche Milchfiebergefahr hin → 100-120 g Futterkalkzulage erhöhen die Ca-Versorgung (siehe Ration 13)

*Ration 13* (siehe Ration 12)

*Ration 14*

- diese Ration besteht ausschließlich aus einer K-armen Grassilage, einem Trockenstehermineral und wenig Rapsextraktionsschrot
- der K-Gehalt und damit die DCAB sind nicht extrem hoch in der Ration, trotzdem lediglich Grassilage zum Einsatz kommt; hier wirkt sich der moderate K-Gehalt dieser Silage aus
- bei dieser DCAB von 106 meq/kg TM und der niedrigen Ca-Versorgung dürfte ebenfalls eine geringfügige Futterkalkzulage vorteilhaft sein (siehe Ration 15)

Grundsätzlich sollte im Zweifelsfall immer anhand der NSBA und Ca-Ausscheidung der Transitkühe überprüft werden, wie hoch die alkalotische Belastung der Tiere und demnach wie hoch die Milchfiebergefahr ist, bzw. ob bereits acidotische Zustände erreicht werden (z.B. beim Einsatz von sauren Salzen oder auch beim Einsatz maisreicher Rationen) und demnach eine Futterkalkzulage notwendig ist.

*Tabelle A8.3:* Rationsbeispiele für Vorbereitungskühe

| Futtermittel | Einheit | Ration 10 | Ration 11 | Ration 12 | Ration 13 | Ration 14 | Ration 15 |
|---|---|---|---|---|---|---|---|
| **Grassilage 1. Schnitt, Ca normal, K niedrig** | kg TM/Tag | | | 6 | 6 | 8 | 8 |
| **Grassilage 1. Schnitt, Ca normal, K mittel** | kg TM/Tag | 4 | 4 | | | | |
| Maissilage | kg TM/Tag | 4 | 4 | 2 | 2 | | |
| Rapsextraktionsschrot | kg TM/Tag | 0,7 | 0,7 | 0,7 | 0,7 | 0,44 | 0,44 |
| Weizen | kg TM/Tag | 2 | 2 | 2 | 2 | 2,2 | 2,2 |
| Mineralfutter für Trockensteher | kg TM/Tag | 0,12 | 0,12 | 0,12 | 0,12 | 0,12 | 0,12 |
| Futterkalk 40 | kg TM/Tag | | 0,1 | | 0,09 | | 0,05 |
| **Rationseckparameter** | | | | | | | |
| Futteraufnahme | kg TM/Tag | 10,8 | 10,9 | 10,8 | 10,9 | 10,8 | 10,8 |
| TM-Gehalt | % | 41,5 | 41,7 | 42,6 | 42,8 | 43,6 | 43,7 |
| Energiegehalt gesamt | MJ NEL /kg TM | 6,8 | 6,8 | 6,8 | 6,7 | 6,7 | 6,7 |
| XP | % | 14 | 13,9 | 15,7 | 15,6 | 16,8 | 16,7 |
| nXP | g/kg TM | 146 | 145 | 148 | 146 | 148 | 147 |
| RNB | g/kg TM | -9 | -9 | 18 | 18 | 36 | 36 |
| Rohfaser | % der TM | 17,6 | 17,5 | 18,9 | 18,8 | 20,1 | 20 |
| strukturierte Rohfaser | % der TM | 14,6 | 14,4 | 16,7 | 16,6 | 19 | 18,9 |
| Zucker + Stärke | % | 27,9 | 27,7 | 22,4 | 22,2 | 17,9 | 17,8 |
| Fett | % | 3,1 | 3,1 | 3 | 3 | 3 | 3 |
| Ca | g/Tag | 33 | 77 | 41 | 81 | 46 | 66 |
| P | g/Tag | 47 | 47 | 50 | 50 | 50 | 50 |
| Na | g/Tag | 25 | 25 | 30 | 30 | 35 | 35 |
| Mg | g/Tag | 29 | 29 | 31 | 31 | 32 | 32 |
| Zn | mg/Tag | 1158 | 1158 | 1172 | 1172 | 1174 | 1174 |
| Mn | mg/Tag | 1279 | 1279 | 1487 | 1487 | 1681 | 1681 |
| Cu | mg/Tag | 201 | 201 | 207 | 207 | 212 | 212 |
| Se | mg/Tag | 7 | 7 | 7 | 7 | 7 | 7 |
| Co | mg/Tag | 4 | 4 | 4 | 4 | 4 | 4 |
| I | mg/Tag | 7 | 7 | 7 | 7 | 7 | 7 |
| S | g/Tag | 28 | 28 | 31 | 31 | 30 | 30 |
| K in TM | % | 1,62 | 1,61 | 1,51 | 1,5 | 1,65 | 1,64 |
| DCAB | meq/kg TM | 110 | 109 | 66 | 66 | 106 | 105 |

*Tabelle A8.4:* Mg-reiche Ration für Vorbereitungskühe durch Einsatz von Magnesium-reichem Mineralfutter

| Futtermittel | Einheit | |
|---|---|---|
| **Grassilage 1. Schnitt, Ca normal, K hoch** | kg TM/Tag | 5,2 |
| Maissilage | kg TM/Tag | 2,7 |
| Rapsextraktionsschrot | kg TM/Tag | 1,5 |
| Weizen | kg TM/Tag | 1,5 |
| Mineralfutter für Trockensteher | kg TM/Tag | 0,12 |
| **Rationseckparameter** | | |
| Futteraufnahme | kg TM/Tag | 11 |
| TM-Gehalt | % | 42,9 |
| Energiegehalt gesamt | MJ NEL /kg TM | 6,7 |
| XP | % | 16,9 |
| nXP | g/kg TM | 151 |
| RNB | g/kg TM | 33 |
| Rohfaser | % der T | 18,7 |
| strukturierte Rohfaser | % der T | 15,4 |
| Zucker + Stärke | % | 21,7 |
| Fett | % | 3,0 |
| Ca | g/Tag | 44 |
| P | g/Tag | 56 |
| Na | g/Tag | 27 |
| Mg | g/Tag | 51 |
| Zn | mg/Tag | 1164 |
| Mn | mg/Tag | 1422 |
| Cu | mg/Tag | 200 |
| Se | mg/Tag | 6 |
| Co | mg/Tag | 4 |
| I | mg/Tag | 7 |
| S | g/Tag | 42 |
| K in TM | % | 2,2 |
| DCAB | meq/kg TM | 186 |